子どもの保健

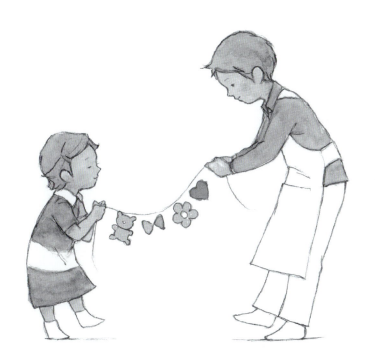

編集：遠藤郁夫／三宅捷太
執筆：有馬祐子／遠藤郁夫／太田由紀枝／松澤直子／三宅捷太

学建書院

はじめに

　子どもの健康や安全を守り，心身ともに健やかに育てること，また子どもに自分の健康や安全を守る力を獲得させ，その力を育むための指針を示すものが『子どもの保健』です．

　乳児期の保健では，自分の身もこころも守れない子どもを，どのように健やかに育てるのかを学びましょう．乳児はとくに感染症に対して無防備であり，その対策と，生命を維持するための食の問題が重要となります．

　幼児期は，基本的な生活リズムを学び，社会性を身につけさせ，自分の健康や安全を守る力を養う時期です．

　学童期には，自分の生活リズムがつくられ，社会性もかなり身についてきます．学校生活による環境の変化や，学習する力も加わり，子どもたちの価値観も多様化してきます．自分の健康や安全を自分で守り，さらに高めていく力を育む時期です．

　思春期には，保護されていた「子ども」から，自己が確立され一人の独立した「おとな」になっていきます．生活リズムが大きくくずれる時期でもあり，精神的にも不安定になりがちです．

　このように『子どもの保健』も発育の段階ごとにさまざまな問題を抱えています．しかし保育にかかわる私たちは，子どもを中心にして，子どもと同時に家族を支援する視点をつねにもちたいものです．

　保育士養成課程の見直しを受けて，これまでの『子どもの保健Ⅰ』『子どもの保健Ⅱ』の科目は，それぞれ『子どもの保健』『子どもの健康と安全』となりました．子どもの保健は，「乳児保育の充実」「養護の視点を踏まえた実践力の向上」「社会的養護や障害児保育の充実」の観点から見直しが行われました．

　本書では，それらをふまえ，乳児および幼児期の集団保育における保健の問題を中心に解説しました．これから保育保健を学ぼうとする人のために，できるだけわかりやすくなるように心がけて執筆しました．また，大きな問題となっている児童虐待についてくわしく解説し，さらに，健やかな育ちと脳の働きの関連も加筆しました．子どもや保護者とのかかわり方のヒントになるかもしれません．

　ただし，保育保健という分野は，まだ医学的にも看護学的にも発展途上で，また最近めざましく発展しているところでもあり，本書の内容についての日々の情報収集や知識のアップデートは不可欠です．つねに研鑽を積み，新しい保育保健の専門職をめざしてもらいたいと願っています．

　　　2019年7月

　　　　　　　　　　　　　　　　　　　　　　　　　　　　　著者一同

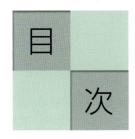

第1章
子どもの心身の健康と保健の意義 〈三宅捷太〉

1 保健活動の意義と目的 ―― 2
- A 子どもとは　2
- B 子どもの保健の意義　3
- C 保育と保健　3
- D 地域や職員間の連携　4

2 健康の概念と健康指標 ―― 5
- A 健康とは　5
- B 健康指標　5

3 現代社会における子どもの健康に関する現状と課題 ―― 9
- A 子どもたちを取り巻く現状　9
- B 健康に育つための課題　11

4 地域における保健活動と子ども虐待防止 ―― 13
- A 地域の子育て支援　13
- B 地域の保健活動　16
- C 子どもの虐待防止　21

第2章
子どもの身体的発育・発達と保健 〈有馬祐子〉

1 身体発育および運動機能の発達と保健 ―― 24
- A 成長と発育　24
- B 受精から出生まで　24
- C 発育の原則と特徴　25
- D 身体の発育　27
- E 運動機能の発達　32

2 生理機能の発達と保健 ―― 37
- A 脳の発達　37
- B 呼吸機能　38
- C 循環機能　38
- D 体温　39
- E 摂食機能・消化器　39
- F 排泄機能　41
- G 水分代謝　41
- H 免疫機能　42

I 感覚器の発達　43
J 睡眠のリズム　43

第3章

子どもの心身の健康状態とその把握　　　〈遠藤郁夫〉

1 健康状態の観察 ——————————————— 46

A 健康とは　46
B 健康状態観察のポイント　46

2 心身の不調などの早期発見 ——————————— 48

A 子どもに多い症状　48
B 虐待の早期発見　51　〈三宅捷太〉

3 発育・発達の把握と健康診断 ————————— 52

A 身体発育の評価　52
B 発達検査　56
C 健康診断　59

4 保護者との情報共有 ———————————————— 64

第4章

子どもの疾病の予防および適切な対応

1 感　染　症 ————————————————〈遠藤郁夫〉66

A 感染症の基礎知識　66
B 知っておきたい子どもの感染症　68
C 感染症の予防と対策　70

2 アレルギー疾患 ——————————————〈遠藤郁夫〉72

A 保育所で問題となるアレルギー疾患　72
B 食物アレルギーとは　73

3 口と歯の健康 ———————————————〈松澤直子〉76

A 子どものむし歯　76
B 歯のけが　78
C 食べる機能の発達　79

4 先天性疾患 ————————————————〈遠藤郁夫〉82

A 先天性代謝異常症　82
B 遺伝性疾患　82

5 そのほかの疾病 ——————————————————〈遠藤郁夫〉 84

    A 循環器の病気　84
    B 呼吸器の病気　85
    C 消化器の病気　86
    D 脳・神経の病気　88
    E 目, 鼻, 耳の病気　89
    F 運動器の病気　90
    G 皮膚の病気　91
    H 泌尿器の病気　92
    I 内分泌の病気　93
    J 血液の病気　93
    K こころの病気　93　〈三宅捷太〉
    L そのほかの病気　95

第5章
子どものこころとからだのこと　　　　　　〈三宅捷太〉

1 「虐待」——この現代的問題に立ち向かう ——————— 98

    A 虐待の現状と分析　98
    B 虐待が子どもに与える影響　100
    C 虐待の要因　102
    D 虐待予防と支援—保育士に求められること　104

2 脳からみた「健やかな育ち」 ————————————— 107

資料編

    児童憲章　112
    児童の権利に関する条約　113
    児童虐待の防止等に関する法律　118
    保育所保育指針解説書　120

    参考文献　139
    索　引　141

1
子どもの心身の健康と保健の意義

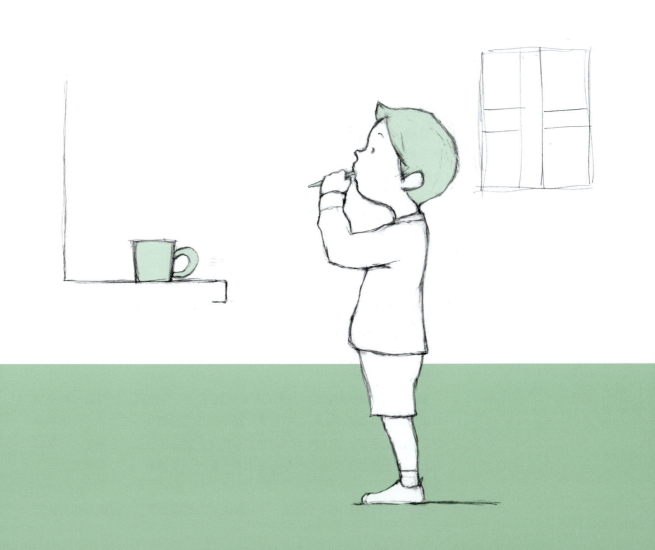

1 保健活動の意義と目的

子どもとは

❶ 子どもの存在

　生来「子ども」には，自ら育つ力があり，無限の可能性が詰まっています．しかし，自分で自分のいのちを守ることはできません．とくに赤ちゃんや幼児の生存には，愛情をもったおとなのかかわりが必要です．いのちと健康，健やかな発育を守る環境と適切な衣食住が求められます．

　子どもは，おとなによって守られ愛されるべき存在なのです．この大切さを具体的に表した児童憲章には，子どもの環境，こころとからだの健康と安全，教育，自立などを保障するための精神について書かれています．

児童憲章
資料編 p.112 参照

❷ 子どもの区分

●新生児期

　普通，生まれた日を第0日とします．出生後4週（28日）未満の時期を新生児期といい，とくに出生後7日未満を早期新生児期という場合もあります．新生児期は，子どもが子宮から出て，外界で生きていくために必死で順応している最中です．生理的な黄疸や体重減少などがみられます．また，呼吸や体温調節も不安定になりがちですから，十分気をつけてみてあげることが必要な時期といえるでしょう．

生理的な黄疸
出生をきっかけに血液中のビリルビン濃度が一時的に高くなり，黄疸がみられますが，1～2週間程度で消えていきます．

●乳児期

　出生から満1歳までを乳児期といいます．この時期のからだの成長は一生のうちで最も盛んです．1年間で体重は3倍に，身長は1.5倍になります．また，精神や運動機能もめざましく発達します．1歳ころには「ママ」などの1語文を話し，ひとり歩きができるようになります．

体重減少
第2章 p.27 参照

●幼児期

　満1歳から小学校就学前までが幼児期です．乳児期に比べると身長や体重の増加はゆるやかになります．基本的生活習慣が身につき，食事や排泄が自立します．この時期は自我が芽生え，親の言うことを聞き入れないなど，自己主張をすることがあります．第一次反抗期といわれます．

●学童期

　小学生の年齢にあたる満6～11歳までの時期です．学童期の前半まで

は幼児期と変わらず，発育の速度は比較的ゆっくりです．身長・体重ともに急速な増加がみられるのが学童期後半です．これを，乳児期にみられる第一発育急進期に対して，第二発育急進期といいます．女子は，男子と比べて発育のスパートが2年ほど早く現れます．そのため，学童期後半の一時期は，男子より女子の体格がよいのが目立ちます．

●**思春期**

一般には，中学生・高校生の年齢にあたる12〜17歳をさします．
WHO（世界保健機関）の「思春期」の定義は次のとおりです．
- 第二次性徴がはじまり，性成熟が完成するまでの段階
- 子どもからおとなに向かって発達する心理的なプロセス
- 自己認識パターンの段階確立

 子どもの保健の意義

私たちには，心身ともに健全な人として子どもを成長させる責任があります．子どもを病気や事故から守り，日々，健康が維持・増進されるよう努めなければなりません．子どもの保健の意義は，これらをうまく進めていく指針を示すことです．

発育は連続した過程であり，子どもはたえず変化しています．また一人ひとりには個性があり，個人差があります．こうした子どもの状況を把握し，生命の安全と健康を守っていくことが使命です．そのために，いま，何が必要なのか，どのようにすればよいのかを適切に判断していくことが求められます．一人ひとりの子どもをどう育てていくか，保育者や保護者は真摯に向き合っていきたいものです．

 保育と保健

保育において，保健の基本について押さえておきましょう．保健とは，まず発達を理解することからはじまります．そして，子どもの情緒の安定をはかること，そのための環境を整えることです．総合していのちを守ることといえるでしょう．

子どもが快適で健康に過ごすことができる環境づくりには何が必要でしょうか．発育上の特性がよく理解されることがまず大事です．

物的，人的の両面からみて，保育所が望ましい成長発達の場となることが求められます．施設内外の設備や保育室，遊具などの物的環境をチェックし，改善点を出し合ってみるのもいいでしょう．

人的環境とは，子どもを取り巻く人々，保育士はもちろん，園児同士のかかわり合いもさします．それらの人間関係は良好か，トラブルに結びつ

第1章 ● 子どもの心身の健康と保健の意義

く因子はないかなど確認しておきます．

　保健には，子ども自身が健康と安全についての取り組みの大切さを理解していくことも含まれます．自分の健康と安全を守り，さらに高めていく力を育むことです．そのため生活リズムを整えることは基本です．食事・睡眠・排泄・清潔・衣服の着脱といった基本的生活習慣を身につけることを教えていきます．これらは，健康と安全のための必要最低条件といえるでしょう．

　さらに，保育においては，子ども一人ひとりのこころとからだの状態を知っておき，発達の過程にもこころを配る必要があります．

　同時に，子どもの集団全体の健康と安全を考えるという視点を忘れてはいけません．個人と集団，両面からの配慮が必要なのです．

地域や職員間の連携

　保育における保健活動の展開はどのように考えられるでしょうか．施設内の職員間の連携を強くしましょう．子どもと日常的に接する保育士のほか，嘱託医（園医）や看護師，給食や食品衛生を担当する管理栄養士・栄養士などが職種を超えて協力し合えたらすばらしいことです．これにより，それぞれの専門性を活かした総合的な対応ができるようになります．

　そのためには，子どもたちの健康と安全を守るための組織をつくり，定期的な活動をする必要があります．

　また，地域のほかの機関とも日ごろから連絡を取り合うなどして，協力関係を築きます．感染症やそのほかの病気が発生したら，保健所や保健センター，医療機関との連絡が必要になるケースがあります．

　地域・職員間で積極的に連携し，よりよい保育活動をつくっていきましょう．

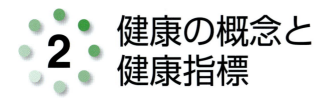

2 健康の概念と健康指標

 健康とは

　WHOが打ち出している健康の定義を確認しておきましょう．

　日本WHO協会は「健康とは，病気でないとか，弱っていないということではなく，肉体的にも，精神的にも，そして社会的にも，すべてが満たされた状態にあることをいいます」と訳しています．

　繰り返しますが，子どもは発育の過程にあります．健康とは，単に病気にかかっていないということではありません．まず，子ども自身が本来もつ「育つ力」が発揮されているかどうかです．そして，身体的・精神的に成長・発達を遂げていることが大切です．さらには周囲の人々とかかわりをもちながら，心身ともに安定した状態で過ごしていることが欠かせません．子どもの健康をみていくとき，これらが大切な要素となります．

> **健康の定義　　WHO憲章 前文より**
> Health is a state of complete physical, mental and social well-being and not merely the absence of disease or infirmity.

 健康指標

　子どもの健康水準，子どもを取り巻く環境が現在，どのようであるか，出生と死亡，人口動態の統計からみてみましょう．

❶ 出　　生

　1947〜1949年という時期を「第1次ベビーブーム」といいます．このとき生まれた多くの女性が当時の出産適齢期を迎えたのが1971〜1974年です．この時期を「第2次ベビーブーム」といいます（図1-1）．

　第2次ベビーブームの時代には，1年間に200万人以上の子どもが生まれていました．1975年からは少しずつ減少がはじまり，1992年からは増加と減少を繰り返しながら，ゆるやかな減少傾向が進みました．現在の出生数は年間約100万人を切り，第1次ベビーブームの時代の

年号早見表

1945年	昭和20年
1955年	昭和30年
1965年	昭和40年
1975年	昭和50年
1985年	昭和60年
1989年	昭和64年
	平成元年
1995年	平成7年
2005年	平成17年
2015年	平成27年
2019年	平成31年
	令和元年

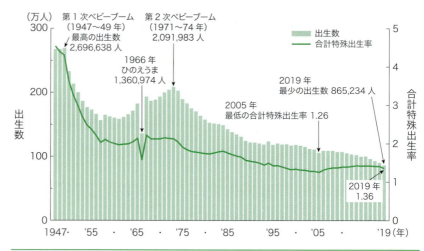

図 1-1　出生数および合計特殊出生率の年次推移

(厚生労働省：2019 年人口動態統計月報年計（概数）の概況を一部改変)

1/3 程度になっています．そして 2019 年の出生率（人口 1,000 人あたり）は 7.0 にまで低下し 90 万人を割り込んでいます．

　合計特殊出生率とは，その年次の 15～49 歳までの女性の年齢別出生率を合計したものです．このデータはあくまでもその年次の年齢別出生率ですが，1 人の女性が一生の間に産む子どもの数とみることができます．

　ある人口が保たれるには，自然増と自然減がだいたい同じである必要があります．それを反映する合計特殊出生率は 2.07～2.08 程度とされていますが，近年はこの数を大きく下回っています．つまり，少子化が進行しています．現代の女性は晩婚化の傾向があり，はじめて出産する年齢も高くなっています．合計特殊出生率がいちばん高いのは 30～34 歳となっています．

❷ 死　亡

　出生 1,000 人あたりの生後 1 年未満の子どもの死亡数を乳児死亡率といいます．明治・大正時代の乳児死亡率は 150～160 でした．これは，約 15％の赤ちゃんが 1 歳までに亡くなっていたということです．

　もう少し詳しくみてみましょう．1940 年に 90.0，1952 年に 49.4，1975 年には 10.0 となってその後も減少を続け，2017 年は 1.9 まで低くなりました．これは，先進国である欧米諸国と比較してもいちばん低く，「世界で最も子どもの死なない国」といっていいでしょう（表 1-1）．

　乳児死亡率がぐっと下がった背景をみてみましょう．まず医療の進歩があげられます．そして，生活水準が上がったことによる栄養状態や衛生環境の改善があります．保健対策が広く認知されるようになったことも大き

子どもの死因（2011 年）
　2011 年 3 月の東日本大震災により，不慮の事故による死亡数が激増しました．
　1～14 歳すべての年齢において，不慮の事故が死因の第 1 位を占めています．
　　1～ 4 歳 32.8％（21.4％）
　　5～ 9 歳 47.1％（32.3％）
　10～14 歳 39.0％（25.5％）
（カッコ内は，そのうちの地震による者の割合）

いでしょう.

　死亡数の低下は大変に喜ばしいことです．しかしその一方，死を免れても，さまざまな障害や病気を生涯にわたりもって生きなければならない子どもがたくさんいることをも示しています.

　次に乳児の死因をみてみると，先天奇形や染色体異常，周産期の呼吸障害など，出生まもない時期の要因がほとんどです（**表 1-2**）．かつて，おもな死因であった感染症は激減しています．しかし，それ以降になると，

表 1-1　人口動態総覧（率）の国際比較

国　名	出生率		死亡率		乳児死亡率		婚姻率		離婚率		合計特殊出生率
	（人口千対）				（出生千対）		（人口千対）				
日　本	2019)	*7.0	'19)	*11.2	'19)	*1.9	'18)	*4.8	'19)	*1.69	'19) *1.36
韓　国 [1]	'18)	6.4	'18)	5.8	'18)	2.8	'18)	5.0	'18)	2.1	'18) 0.98
シンガポール [2]	'19)	*8.8	'19)	*5.0	'19)	*1.7	'18)	6.4	'18)	1.8	'19) *1.14
アメリカ [3]	'18)	11.6	'18)	8.7	'18)	5.7	'18)	*6.5	'18)	*2.9	'18) 1.73
フランス [4]	'18)	11.1	'18)	*9.2	'17)	3.6	'18)	*3.5	'16)	1.93	'18) *1.88
ドイツ [4]	'18)	*9.5	'18)	11.5	'18)	3.2	'18)	*5.0	'18)	1.79	'18) 1.57
イタリア [4]	'17)	7.6	'17)	10.7	'17)	2.7	'17)	3.2	'17)	1.51	'18) 1.29
スウェーデン [4]	'18)	*11.4	'18)	*9.1	'17)	2.4	'18)	5.0	'18)	2.47	'17) 1.76
イギリス [4]	'17)	11.4	'17)	*9.2	'17)	*3.9	'15)	4.4	'16)	1.80	'18) 1.68

注：＊印は暫定値である.
資料：1）大韓民国統計庁（Statistics Korea）資料
　　　2）シンガポール統計局（Department of Statistics Singapore）資料
　　　3）アメリカ全国保健統計センター（National Center for Health Statistics）資料
　　　4）国連統計部（UNSD），Demographic Yearbook 2018
　　　　　ただし，合計特殊出生率のみ欧州連合統計局（Eurostat）資料
（厚生労働省：2019 年人口動態統計月報年計（概数）の概況）

表 1-2　子どもの死因

年齢（歳）	第 1 位		第 2 位		第 3 位		第 4 位		第 5 位	
	死　因	死亡割合[2]	死　因	死亡割合[2]	死　因	死亡割合[2]	死　因	死亡割合[2]	死　因	死亡割合[2]
0[1]	先天奇形，変形および染色体異常	35.1	周産期に特異的な呼吸障害等	14.4	不慮の事故	4.7	乳幼児突然死症候群	4.5	胎児および新生児の出血性障害等	3.7
1〜4	先天奇形，変形および染色体異常	21.4	不慮の事故	10.8	悪性新生物（腫瘍）	9.8	心疾患	6.0	インフルエンザ	4.8
5〜9	悪性新生物（腫瘍）	22.7	不慮の事故	14.8	先天奇形，変形および染色体異常	10.8	心疾患	4.7	インフルエンザ	3.7
10〜14	悪性新生物（腫瘍）	23.0	自　殺	21.1	不慮の事故	12.4	先天奇形，変形および染色体異常	5.4	その他の新生物（腫瘍），心疾患	4.7
15〜19	自　殺	47.8	不慮の事故	17.3	悪性新生物（腫瘍）	10.7	心疾患	3.1	先天奇形，変形および染色体異常	2.6

＊1：0 歳の死因については乳児死因簡単分類を使用した.
＊2：それぞれの年齢別死亡数を 100 としたときの割合（％）である.
（厚生労働省：2019 年人口動態統計月報年計（概数）の概況）

第 1 章 ● 子どもの心身の健康と保健の意義　　7

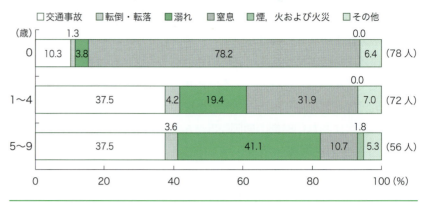

図 1-2　不慮の事故による死亡状況（年齢階級別）

(厚生労働省：人口動態統計，2019)

不慮の事故

0歳児の死亡割合は少ないようにみえますが，死亡数では0歳児が多く，そのうち窒息が7割程度を占めています．死亡率と死亡数の違いも理解しておくとよいでしょう．

不慮の事故が上位を占め，その内訳は図 1-2 のようになっています．保護者や保育者は，子どもの発育が進むほど，事故を防ぐような心がけが必要です．0歳児の窒息，1～4歳児の交通事故，5～9歳児の溺れが多いことに着目しましょう．

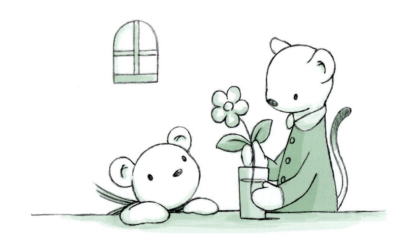

3 現代社会における子どもの健康に関する現状と課題

A 子どもたちを取り巻く現状

少子高齢化，格差社会，児童虐待，待機児童など，現代社会での子どもを取り巻く状況には厳しいものがあります．いま，社会ではどのようなことが起きていて，それが子どもたちにどのような影響を与えているのかを考えてみましょう．

❶ 少子化の影響

図 1-3 の人口ピラミッドをみてみましょう．

● **戦前はピラミッド型（A）**

よくいわれる人口ピラミッドです．第二次大戦前の人口構成は，三角形となっていました．つまり多産多死型で，発展途上国にみられる形です．

● **現在はダンベル型（B）**

時代とともに生まれてくる子どもの数が減り，人口の減少が目立つようになりました．逆に，高齢者は増加の一途をたどります．現在はダンベル型で中絞りとなっています．

● **60〜70 年後は逆三角形（C）**

いまの子どもたちが還暦を迎えるころはまさしく逆三角形となり，総人口は現在の 2/3〜1/2 になると推測されています．

このように，子どもの数がだんだん減ってきています．少子化は子どもの健やかな成長にどのような影響を与えるでしょうか．

- 子ども同士の交流の機会が少なくなります．
- ひとりっ子や過保護など，子どもの社会性が育ちにくくなります．

人口ピラミッドの種類

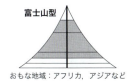
富士山型
おもな地域：アフリカ，アジアなど

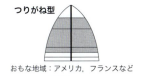
つりがね型
おもな地域：アメリカ，フランスなど

つぼ型
おもな地域：ドイツ，韓国，中国など

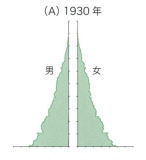
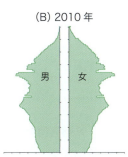
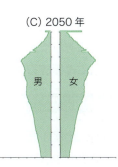

(A) 1930 年　　(B) 2010 年　　(C) 2050 年

図 1-3　人口ピラミッド

第 1 章 ● 子どもの心身の健康と保健の意義

- 乳幼児と接する経験が少なくなり，自分が親になったときに子育ての不安につながります．

❷ 核家族化

夫婦と子どもで生活する核家族が一般的になっています．親子だけの生活で，子育ての相談をする相手が少なくなり，子育ての孤立化が起こっています．育児に不安をかかえる母親も多く，育児書やインターネットの情報に頼り，マニュアルどおりにいかないと悩む母親もいます．また，ワンオペ育児（ひとりで仕事，家事，育児のすべてをこなさなければならない状態）やスマホ育児（スマートフォンのアプリで子守をする）が話題になっています．

❸ 共働きの増加

共働きが当たり前となり，早期に保育所で生活を送る子どもが増えています．養育の社会化です．夫婦が忙しく生活に余裕がないため，朝食抜きの食事や便秘になりがちな排泄習慣，入浴の回数が減るなど，清潔管理をはじめとして生活のリズムの乱れが心配されます．

❹ ひとり親の子どもの増加

離婚率は，最近やや下がってきた感もありますが，日本では，結婚したカップルの3組に1組が離婚しています．離婚するカップルのうち子どもをもつ場合が6割近くとなっていることが気になります．この子どもたちは例外なく「ひとり親」になってしまいます．これらの家庭には，何らかの支援を必要とする場合があります．

❺ 子どもの貧困

日本の子どもの貧困率は，先進国のなかでは高い水準にあります．とくに母子家庭では貧困率が50%を超えています．

貧困世帯の子どもは，朝食を食べない割合が高く，食事の内容も炭水化物が多く，たんぱく質やビタミン・ミネラルが不足しがちです．経済的理由から病院や歯科医院の受診や予防接種を控えるなど，健康を損ないやすい環境にあります．また，教育や学力にも大きな影響があり，親の貧困が次世代に連鎖する貧困の世代間連鎖も生み出しています．

❻ 子育て意識の低下

晩婚，出産の高齢化の一方で，婚姻を待たずに妊娠してしまう，いわゆる「できちゃった結婚」が増えています．このような場合の多くは，家庭をもってから妊娠するのと比べて，子育てをする意識が高まってこないう

北欧の週末の風景

離婚率の高い北欧諸国では，社会が子育てをする体制が進んでいます．出産休暇や育児休暇の期間中も給料の7割程度が支払われるため，生活に困らない母子が，平日の昼間，大きな乳母車で街を闊歩しています．面会権をもつ父親のために，子どもの家具売り場がスーパーにあります．そして週末に，はにかむ大きな子どもと照れくさそうな父親が，週末の公園や遊園地にあふれます．

子ども食堂

子どもを中心に親や地域の人々に対し，無料または安価で栄養のある食事や温かな団らんを提供しています．2010年ころよりマスコミで報じられ，孤食の解決，子どもや地域のコミュニティの連携を高めています．日本各地で同様の運動が急増しています．

ちに妊娠・出産を迎えることになりがちです.

❼ 低出生体重児の増加

　近年，低出生体重児が増加しています．低出生体重児とは，2,500g未満で生まれてくる赤ちゃんのことです．出生時の平均体重が低下する傾向は，赤ちゃんの成熟が不十分であるということです.

　低出生体重児は，からだのさまざまな機能が未熟であるため，合併症が起こりやすいのです．また，免疫力も弱いので，感染症なども重症化しやすくなります．3,000g前後で生まれてくる標準の赤ちゃんと比べて，新生児期の子育てにおいて，いろいろなサポートが必要となってきます.

　このように，現代の子育てには，さまざまな問題や困難が見受けられます．子育て支援の側面から，いかに子どもを健やかに育むかは大変重要になってきており，これは本書の目的でもあります.

Ⓑ 健康に育つための課題

　子どもをめぐる環境が大きく変わっているなかで，子どもの健康を育むためには，保育士はどのようにかかわり，支援していけばいいのでしょうか.

❶ 子どもの状況の把握

　母子家庭，父子家庭，祖父母に育てられている子ども，保護者の勤務状況（夜勤，単身赴任）や経済状態など，子どもの事情はそれぞれ異なります．施設内で情報を共有し，子どもの体調や不安がっていないかなど，心身の状態をよく観察し，安定して過ごせるよう気を配りましょう.

❷ 子育てのアドバイス

　はじめて子育てをする母親はささいなことでも心配になります．食事の量や偏食，体格や言葉の遅れなど，ほかの子どもと比べてしまいがちです．夜眠ってくれない，朝起きられないなどもよく聞く悩みです．保育士の適切な声かけやアドバイスがとてもありがたいのです.

❸ 子どもの成長

　生活リズムを整え，からだを動かし，しっかり食べることを基本に，保育所での生活のなかで自立心や社会性を養っていきます．子どものもっている力を妨げず，十分発揮できるよう見守り，支援していきます.

低出生体重児
p.28 参照.
2018 年の低出生体重児
　男：8.3%
　女：10.5%

妊婦の喫煙と低出生体重児
　喫煙している妊婦から生まれた赤ちゃんは，喫煙していない妊婦から生まれた赤ちゃんに比べて，低出生体重児となる頻度が約2倍高く，さらに，早産，自然流産，周産期死亡の危険性も高くなっています．（厚生労働省ホームページより）.

第 1 章 ● 子どもの心身の健康と保健の意義　　11

表 1-3　平成 30 年度障害児保育の実施状況

	受入施設数 （か所）	障害児数 （人）
公　営	6,911	39,337
民　営	11,226	39,472
合　計	18,137	78,809

（厚生労働省：各自治体の多様な保育及び障害児保育の実施状況について，2019）

❹　さらに求められる保育

　保育所には，障害がある子どもや外国人の子どもも入ってきます（**表1-3**）．障害の有無や国籍にかかわらず，一緒に保育することがどちらの子どもにとっても好ましいと考えるからです．どちらの成育もサポートできるような心構えと学習が大切です．

4 地域における保健活動と子ども虐待防止

地域の子育て支援

① 健やか親子21

そもそも子育ての目的は何でしょう．母親のおなかのなかで新しいいのちが誕生したときが，生涯において健康をめざす出発点です．

そこから次世代を健やかに育てるための基盤づくりがはじまります．この基盤づくりが，母子保健の目的の1つです．

『健やか親子21』は21世紀の母子保健が取り組むべきことを示し，国民に理解を深めてもらうために，厚生労働省が国民的運動として位置づけている施策です．子育てにかかわるすべての機関が，親子とともに努力することがうたわれています．

この計画は，2001年から2014年を計画期間として進められ，4つの主要課題ごとに設けた指標について，このたび最終評価が行われました．

> **4つの主要課題**
> ① 思春期の保健対策の強化と健康教育の推進
> ② 妊娠・出産に関する安全性と快適さの確保と不妊への支援
> ③ 小児保健医療水準を維持・向上させるための環境整備
> ④ 子どもの心の安らかな発達の促進と育児不安の軽減

② 最終評価の結果

69指標（74項目）について，策定時の数値と直近値とを比較して評価した結果，改善したのは81.1％（60項目），変わらないのは10.8％（8項目），悪くなっているのは2.7％（2項目），評価できないものは5.4％（4項目）となりました．

改善（目標を達成）したものとしては，周産期死亡率の世界最高水準の維持やむし歯のない3歳児の割合80％など，変わらないものとして，児童虐待による死亡数の減少など，悪くなっているものとして，10代の自殺率の減少や低出生体重児の割合の減少などがあげられています．

母子保健
法律上，「母子保健」という言葉が使われていますが，子どもは両親によってはぐくまれるのが理想で，「親子保健」というべきものかもしれません．

喫煙の子どもに対する影響
『健やか親子21』は，成果がなかなか上がっていない現状がありますが，10代の喫煙率は下がっており，この運動が成功しつつあります．中学1年の男子の喫煙率は，1996年の7.5％から2010年1.6％に，高校3年男子では36.9％から8.6％とそれぞれ大きく減少していました．同様の傾向は中学1年の女子も同じで，3.8％から0.9％，高校3年の女子15.6％から3.8％となっていました．目標は2025年に0％としていますが，かなりの低値になることが期待されています．

第1章 ● 子どもの心身の健康と保健の意義

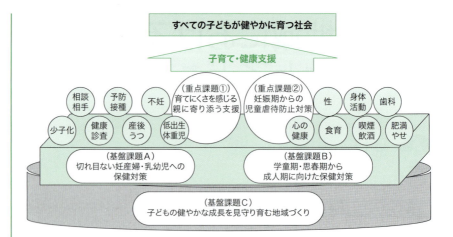

図1-4 健やか親子21（第2次）イメージ図

(厚生労働省ホームページ)

❸ 健やか親子21（第2次）

　最終評価報告書に示された今後の課題や提言をもとに，2015年度からはじまる『健やか親子21（第2次）』について，報告書が取りまとめられました．

　そこには，「すべての子どもが健やかに育つ社会」の2025年の実現に向けて，3つの基盤となる課題と2つの重点的な課題が示されました（**図1-4**）．そして，この計画の指標をもとに，「健康水準の指標」，「健康行動の指標」，「環境整備の指標」の3段階に整理し，目標値の見直しも行われました．今後の推移の見通しなどの分析の結果，具体的な目標を設定した52の指標と，目標を設けない参考とする28の指標が設定されました（**表1-4**）．

10年後にめざす姿
- 日本全国どこで生まれても，一定の質の母子保健サービスが受けられ，かつ生命が守られるという地域間での健康格差を解消すること．
- 疾病や障害，経済状態などの個人や家庭環境の違い，多様性を認識した母子保健サービスを提供すること．
- 上記2点から，10年後のめざす姿を，「すべての子どもが健やかに育つ社会」とした．

表 1-4　『健やか親子 21（第 2 次）』今後の取り組みのおもな数値目標（抜粋）

指標名	ベースライン		直近値	最終評価（2025 年）目標
妊産婦死亡率	4.0（出産 10 万対）	（2012 年）	3.4	2.8
全出生数中の低出生体重児の割合	・低出生体重児　9.6% ・極低出生体重児　0.8%	（2012 年）	・低出生体重児　9.4% ・極低出生体重児　0.7%	減少
妊娠・出産について満足している者の割合	63.7%	（2013 年度）	82.8%	85.0%
むし歯のない 3 歳児の割合	81.0%	（2012 年度）	85.6%	90.0%
妊娠中の妊婦の喫煙率	3.8%	（2013 年度）	2.7%	0%
妊娠中の妊婦の飲酒率	4.3%	（2013 年度）	1.2%	0%
乳幼児健康診査の受診率 （重点課題②再掲）	（未受診率） ・3〜5 か月児：4.6% ・1 歳 6 か月児：5.6% ・3 歳児：8.1%	（2011 年度）	（未受診率） ・3〜5 か月児　4.5% ・1 歳 6 か月児　3.8% ・3 歳児　4.8%	（未受診率） ・3〜5 か月児：2.0% ・1 歳 6 か月児：3.0% ・3 歳児：5.0%
子ども医療電話相談（♯ 8000）を知っている親の割合	61.2%	（2014 年度）	82.5%	90.0%
子どものかかりつけ医（医師・歯科医師など）を持つ親の割合	〈医師〉 ・3・4 か月児　71.8% ・3 歳児　85.6%　（2014 年度） 〈歯科医師〉 3 歳児　40.9%　（2014 年度）		・3・4 か月児　77.8% ・3 歳児　89.8% 3 歳児　48.8%	・3・4 か月児　85.0% ・3 歳児　95.0% 3 歳児　50.0%
新生児死亡率，乳児（1 歳未満）死亡率（出生千対）	・新生児死亡率　1.0 ・乳児（1 歳未満）死亡率　2.2 （2012 年）		・新生児死亡率　0.9 ・乳児（1 歳未満）死亡率　1.9	—
乳児の SIDS 死亡率（出生 10 万対）	13.9	（2012 年）	7.3	—
正期産児に占める低出生体重児の割合	・低出生体重児　6.0% ・極低出生体重児　0.0093%　（2012 年）		・低出生体重児　6.0% ・極低出生体重児　0.0093%	—
1 歳 6 か月までに四種混合・麻しん・風しんの予防接種を終了している者の割合	・三種混合　94.7%・麻しん　87.1% （参考）・三種混合　95.3% 　　　・ポリオ　95.6% 　　　・麻しん　89.3% 　　　・風しん　85.7%　（2010 年）		・四種混合　96.8% ・麻しん・風しん　91.3%	—
10 代の自殺死亡率（人口 10 万対）	・10〜14 歳　1.3（男　1.8/ 女　0.7） ・15〜19 歳　8.5（男　11.3/ 女　5.6） （2012 年）		・10〜14 歳　1.9（2.1/1.6） ・15〜19 歳　7.8（11.1/4.3）	・10〜14 歳　減少 ・15〜19 歳　減少
10 代の人工妊娠中絶率（人口千対）	7.1	（2011 年度）	4.8	6.0
10 代の性感染症罹患率	定点 1 か所あたりの報告数 ・性器クラミジア　2.92 ・淋菌感染症　0.82 ・尖圭コンジローマ　0.33 ・性器ヘルペス　0.35　（2012 年）		・性器クラミジア　2.13 ・淋菌感染症　0.57 ・尖圭コンジローマ　0.15 ・性器ヘルペス　0.29	減少
歯肉に炎症がある 10 代の割合	25.7%	（2011 年）	26.3%	20.0%
10 代の喫煙率	・中学 1 年男子　1.6%　女子　0.9% ・高校 3 年男子　8.6%　女子　3.8% （2010 年度）		・中学 1 年男子 0.4%　女子 0.4% ・高校 3 年男子 3.0%　女子 1.4%	・中学 1 年男子・女子　0% ・高校 3 年男子・女子　0%
10 代の飲酒率	・中学 3 年男子　8.0%　女子　9.1% ・高校 3 年男子　21.0%　女子　18.5% （2010 年度）		・中学 3 年男子 3.6%　女子 2.7% ・高校 3 年男子 10.4%　女子 8.0%	・中学 3 年男子・女子 0% ・高校 3 年男子・女子 0%
朝食を欠食する子どもの割合	・小学 6 年生　11.0% ・中学 3 年生　16.3%　（2010 年度）		・小学 6 年生　15.2% ・中学 3 年生　20.2%	中間評価時に設定
スクールカウンセラーを配置する小学校，中学校の割合	・小学校　37.6% ・中学校　82.4% ・その他　1,534 箇所　（2012 年度）		・小学校　66.0% ・中学校　89.6% ・その他　2,546 箇所	—
家族など誰かと食事をする子どもの割合	・小学校 5 年生　朝食　84.0% 　　　　　　夕食　97.7% ・中学校 2 年生　朝食　64.6% 　　　　　　夕食　93.7%　（2010 年度）		同左	—
この地域で子育てをしたいと思う親の割合	91.1%	（2014 年度）	94.5%	95.0%
乳幼児健康診査の未受診者の全数の状況を把握する体制がある市区町村の割合*	・市区町村　96.7%	（2013 年度）	・市区町村　36.4%	・市区町村　100%
市町村の乳幼児健康診査の未受診者把握への取組に対する支援をしている県型保健所の割合*	・県型保健所　33.8%	（2013 年度）	・県型保健所　19.1%	・県型保健所　100%
育児不安の親のグループ活動を支援する体制がある市区町村の割合	28.9%	（2013 年度）	37.0%	100%

* ベースライン値と直近値では設問内容および算出方法が異なるため評価困難である.

（「健やか親子 21」の中間評価等に関する検討会：「健やか親子 21（第 2 次）」の中間評価等に関する検討会報告書，2019 より作成）

地域の保健活動

❶ 子育て支援のはじまり

　子育て支援は，いつからはじまるのでしょう．それは，産婦人科などで，妊娠しているかどうかの検査をした結果，「陽性＝妊娠している」と判断されたときです．

　母親と子どもに対する保健指導と健康支援は，妊娠期からはじまり，周産期，新生児期，乳幼児期を通して行われます．

　母子保健関連の施策には次のようなものがあり，各市町村や各都道府県の保健センターや保健所などが主体になって行われます（図1-5）．

- 妊娠の届出：母子健康手帳の交付
- 妊婦健診：母親学級・両親学級，妊産婦の健康診査と保健活動
- 医療的療育支援：低出生体重児の届出，新生児訪問事業
- 1歳6か月児健診，3歳児健診

では，具体的にみていきましょう．

●母子健康手帳の交付

　妊娠がわかったら，市区町村役場の担当窓口で，母子健康手帳が手渡されます（図1-6）．最近は，事務的な手続きにとどまらず，保健師や助産師などの専門職が申請者とできるだけ話をするようにしています．相手の

> **成育基本法**
> 　2018年12月，従来の児童福祉法や母子保健法などを総合的に推進するための法律が成立しました．正式名は「成長過程にある者及びその保護者並びに妊産婦に対し必要な成育医療等を切れ目なく提供するための施策の総合的な推進に関する法律」です．

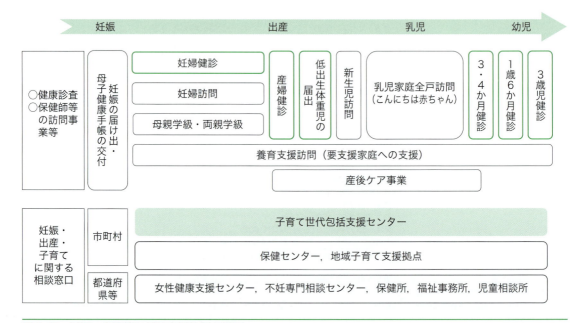

図1-5　妊娠・出産等に係る支援体制の概要

〔厚生労働省：授乳・離乳の支援ガイド（2019年改定版）を一部改変〕

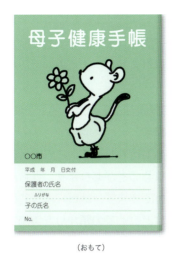

図 1-6　母子健康手帳

児童憲章
資料編 p.112 参照

立場を尊重してコミュニケーションをとり，本人や家庭の状況を知ることで，必要に応じた適切な支援が開始できます．そして種々の相談・妊婦健診そして両親教室への参加と，産婦人科での無料健診を紹介し，参加をうながします．とくに両親教室では，妊娠中の生活の工夫，赤ちゃんへの接し方，経済的なことも含め，実技を交えてわかりやすく伝え，参加者の理解が深まるようにしています．最近は，地域の民生委員・児童委員の紹介をしたり，赤ちゃん教室と同時開催で，先輩ママとの出会いをコーディネートするなど，いろいろな配慮がなされるようになってきました．

●出産後の訪問

赤ちゃんが生まれると，役所に出生届を提出します．

母親がマタニティブルーになるケースは，一時的なものを含めると大変多いため，新生児訪問が行われることには大きな意味があります．新しく赤ちゃんが生まれた家庭への訪問は，保健師・助産師などの専門職のほか，先輩ママ，民生委員・児童委員，保育士が行うなど自治体によりさまざまな工夫がされています．状況により，繰り返しの訪問が必要な場合があります．また，ヘルパーを派遣したり，子育てサークルを紹介するなど，適切な支援を行うことが重要です．

●生後 1 か月からの支援

生後 1 か月になると乳幼児健診がはじまります．自治体では無料券を複数回発行するなどして，受診をすすめています．

普通，1 か月児健診は，その赤ちゃんが生まれた産院において母体の健診と一緒に行われることが多かったのですが，1 か月から予防接種をすることが望ましい現在では，小児科医で健診を受けたいものです．小児科のかかりつけ医を決めて，予防接種と連動して行います．1 か月児健診以降の公的な健診については次の項を参照してください．

母子健康手帳
　第二次世界大戦中の 1942 年，国による「妊産婦手帳」制度が発足し，その後 1948 年に母子手帳，1966 年に母子健康手帳へと改められました．現在，日本の形式を参考に，世界 50 か国以上でつくられ，利用されています．

マタニティブルー
　待望の赤ちゃんが生まれて喜ぶ気持ちと，これからの子育てへの不安な気持ちが交錯し，わけもなく突然悲しい気持ちになったり，眠れなくなったり，やる気が出なくなったりします．産後 1 か月ころまでの間に起こります．一時的なものが多いのですが，複数の目で見守り，症状が長く続くようなら精神科・心療内科の受診をすすめます．

●乳幼児向け子育て支援のいろいろ

地域には，子育て支援に関して，ハード面・ソフト面の支援体制があります．行政によって名称や実施団体は異なりますが，よくみかける事業を紹介します．

赤ちゃん教室は，毎月1回程度，公的施設などの身近な場所を使って，保健師や地域の人たちと一緒に参加できます．

子育て相談は，電話や面接で必要に応じて行われます．これは行政ばかりでなく保育所や子育てサロンでも行われることがあります．保育所の園庭開放は人気があり，多くの親子が集まってきます．地域によっては，緊急時の一時預かりや，ワンナイトステイなど宿泊での預かりを実施するところもあります．これらは，親や家族だけで育児を行うという困難さの解消に，それぞれの専門性から向き合っているといえるでしょう．

❷ 乳幼児健康診査とは

●乳幼児健康診査の現状

日本では乳幼児を対象として，一定の月齢や年齢ごとに，集団での健康診査（健診）が行われています．これは各自治体で設定され，健診の時期の子どものいる家庭には，住民登録をしている市区町村から実施日・場所・時間などについて，広報または個々にお知らせが届く仕組みになっています．

自治体によっても少しずつ変わってきますが，4か月児健診，1歳6か月児健診，3歳児健診などが一般的です．とくに変化の大きい0歳児については，6か月児健診や11か月児健診などを取り入れている自治体もあります．健診の受診率は90%以上と高率です．

さて，現在に続くこの乳幼児健診は，戦後まもない1948年にはじまりました．以前の目的は「病気，身体の異常がないか」を早期発見するということと，精神・運動面や身体の発達に偏りがないかがおもなポイントでした．健診でチェックする項目について，法律（母子保健法）に基づき，右ページのように定められています．

実際の健診の現場では，診察とともに身長や体重などを計測したり，保護者などへの問診により包括的な健康状態を把握することに務めます．

●変わる健診の役割

小児医療が飛躍的に進歩したこともあり，乳幼児健診の場で，子どもの病気や障害を早期発見することは少なくなりました．その後，少子化や核家族の増加といった時代的な背景により，健診のニーズに変化がみられるようになりました．

日々の子育てのむずかしさから，保護者の疲労やストレスのため心身のバランスを崩すことがあり，健診の機会にこの萌芽をみつけることが期待

乳幼児健康診査の結果とその後の支援

発達，発育，筋緊張，こころの問題，家庭環境などについて気になるケースには次のような支援を行います．
・内科健診・療育相談・心理相談への保健センター内での継続支援
・保健師による電話・訪問など
・療育センターへの紹介
・医療機関への紹介

> **母子保健法施行規則　第2条より**
> 　1　身体発育状況
> 　2　栄養状態
> 　3　脊柱・胸郭の疾病
> 　4　皮膚の疾病
> 　5　歯・口腔の疾病（年長では目・耳・鼻・咽頭を含む）
> 　6　四肢運動障害
> 　7　精神発達の状況
> 　8　言語障害
> 　9　予防接種の実施状況
> 　10　育児上の問題となる事項
> 　11　その他の疾病

されているのです.

　ちなみに「病気の早期発見」についても，とらえ方によって「わが子の欠陥を指摘される」と身構えてしまう保護者が少なくありません.

　からだの大きい子，小さい子といろいろあるように，それぞれの子どもの個性を認め，その子なりによりよい成長を遂げているかを，親の困り感や問題意識を明確化するように，健診ごとにみていくようにします.

　「よく飲むようになりましたね」「これだけ大きくなりましたね」と具体的な成果を出して日々の子育ての努力をねぎらい，子どもの成長を認めることを通して，保護者として自信をもってもらうチャンスにしたいものです.

● **今後の課題**

　健診には，医師や歯科医師のほか，保健師，看護師，栄養士，助産師，臨床心理士，歯科医師，歯科衛生士，理学療法士，作業療法士，言語療法士，保育士など多くの人たちがかかわっています. 多彩な専門家による多方面からのアプローチは，かかりつけ医とは違った視点が得られます.

　今後さらに，「乳幼児健診」が自治体の子育て支援策のかなめとなり，子育て支援のあり方そのものが住民サービスとなることが望まれます. そして，孤立して苦しむ親子にとって，「乳幼児健診」がサポートの起点となるようにしたいものです.

　近年，小児科不足とともに健診医の不足（健診医は小児科医が全体の2/3）が目立ってきています. 今後は小児科・歯科だけでなく，精神科・皮膚科などの専門医が求められます. さらに健診レベルを維持し，高めるために，医師側にも経験・技術・知識の自己研さんが必要となります.

　健診後の保健師を中心としたカンファレンスでは，経過健診，電話確認，家庭訪問，専門健診，精密検査といったいろいろな支援が必要な人たちについて，地域の子育て支援システムに組み込んでいくことも含め，考

どちらも大切な個別健診と集団健診

　かかりつけ医の健診では，医師と看護師が中心となり，予防接種のスケジュールを決めたり，発達・発育・疾病の有無といった医療的な視点が中心となります.

　市町村や保健所の健診では，医師以外の専門家が加わって，かかりつけの項目のほか，家庭環境や親子関係・こころの問題などを総合的に対応します. 親の困り感に寄り添い，相談に乗り，地域資源を活用して具体的な対応をします.

第1章 ● 子どもの心身の健康と保健の意義　19

えていきます．今後はできれば医師も参加して，集まった情報をもとに，みんなでよりよい選択を考えていきたいものです．

また，保育所における定期健診において，精査，継続観察，相談を要する事例は，園医に紹介状を指示してもらい，できれば情報提供書を書いてもらいましょう．

●深刻な事例への対応

さて，最初に健診の受診率が90％以上と書きました．大きな数字ですが，実は残りの10％のなかに，子育て支援が必要な人たちが含まれています．何らかの理由で健診の場に足を運べない人たちです．

相手へのプレッシャーにならない程度に，電話や手紙，場合によっては訪問などで，健診に来られない理由を調べます．転勤や転出といったはっきりした理由がある人のほかに，まったく連絡がとれない家庭も数パーセントあり，虐待や育児放棄に移行させないためにも，この人たちへの子育て支援をどうするかが課題になっています．

また，健診に満足している人は多いのですが，意見や苦情が寄せられることもあります．実際の子育てと生活において，理論だけでは解決しないことが多々あり，子育てを行う人と支援する人が，お互いに理解し合えることが安心感につながります．

医師や支援者は，専門家として，一方的ではないわかりやすい説明を心がけることが大切です．

●発達障害への支援

「発達障害」という病気のカテゴリーが一般的になり，健診において早期発見と対応が求められるようになりました．このセンシティブな問題において，過大でも過小でもない判断をするのは大変むずかしいものです．

家庭や集団において，いわゆる「配慮の必要な子どもの行動」について家族や本人の気持ちに寄り添い，一緒に問題解決をしていく支援の仕組みづくりが急務です．

健診において経過観察・専門機関への紹介が必要になるのは，全体の5％程度というケースが多いのではないでしょうか．かつては「個性的なおもしろい子」「変わっているけど楽しい子」とされた子どもに，安易に病気や障害の烙印を押してしまわないようにしたいものです．

専門家を含めた相談
市町村での集団健診（とくに各健診における要観察児を対象とした事後健診）の場へ紹介すると効率的です．

子どもの虐待防止

　児童虐待とは保護者（子どもを育てる役割を担っているもの）が児童（18歳以下）の人権を著しく侵害し，その健やかな心身の成長および人格の形成に重大な影響を与える行為とされています．児童虐待防止法や児童福祉法で規制されている行為です．

❶ 子どもの虐待の現状

　児童虐待相談の対応件数は年々増加しており，2000年に17,725件であったものが，2018年には159,838件と9倍以上に増えています（図1-7）．

　虐待の種類には，身体的虐待，性的虐待，ネグレクト（保護の怠慢・無視），心理的虐待があり，心理的虐待の件数が年々増加し，全体の約半数を占めています．虐待は子どもの心身を傷つけるだけでなく，その後の生き方にも大きな影響を与えます（表1-5，図1-8）．

　増え続ける子どもの虐待は大きな社会問題となっています．保育所などの児童福祉施設からの通報も全体の2％あります．虐待されている子どもと虐待者である保護者と接する機会のある保育士の役割は重要です．

❷ 虐待が疑われたら

　園長，嘱託医，職員との話し合いを行い，児童相談所をはじめ，市町村の子育て支援担当，保健所・保健センターの保健師などと連携をとりながら対応していきます．本格的な支援には専門家の助けが必要です．

　本書の第5章では，虐待を見抜くチェックリストや虐待の背景，親へ

虐待対応の手引き
　2019年，文部科学省は「学校・教育委員会等向け虐待対応の手引き」を公表しました．手引きには，関係者が迷いなく対応できるよう，観察から通告までの流れ，その後の対応や保護者とのかかわり方などを具体的に示しています．
　また，「虐待リスクのチェックリスト」を活用し，早期発見に努めることなども記されています．

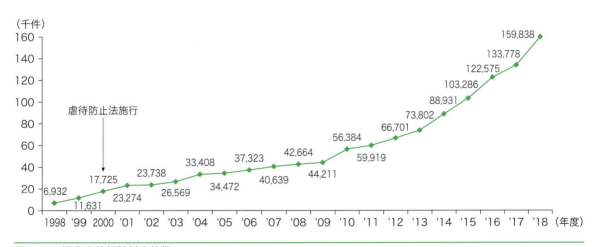

図1-7　児童虐待相談対応件数

（厚生労働省：児童相談所での児童虐待相談対応件数，2019）

第1章 ● 子どもの心身の健康と保健の意義　21

表 1-5　虐待の分類と子どもに与える影響

	内　容	虐待による影響
身体的虐待	なぐる，ける，投げ落とす，激しく揺さぶる，やけどを負わせる，溺れさせる，首を絞める，縄などにより一室に拘束する　など	・打撲，骨折 ・やけど，擦過傷などの外傷 ・脳挫傷，内臓損傷 ・身体的虐待の後遺症による知的障害
性的虐待	子どもへの性的行為，性的行為を見せる，性器を触るまたは触らせる，ポルノグラフィの被写体にする　など	・妊娠 ・性感染症 ・長期にわたる心的外傷
ネグレクト	家に閉じ込める，食事を与えない，ひどく不潔にする，自動車の中に放置する，重い病気になっても病院に連れて行かない　など	・栄養失調 ・成長障害（低身長，低体重） ・不潔からくる皮膚疾患やむし歯 ・年齢相応の基本的な生活習慣の欠如
心理的虐待	言葉による脅し，無視，きょうだい間での差別的扱い，子どもの目の前で家族に対して暴力をふるう（ドメスティック・バイオレンス：DV）など	・心的外傷（トラウマ） ・集中力，落ち着きのなさ ・反抗的・暴力的行動 ・自己肯定感が低い，自虐的な自己否定感 ・良好な人間関係を築きにくい

（虐待の分類：厚生労働省ホームページ）

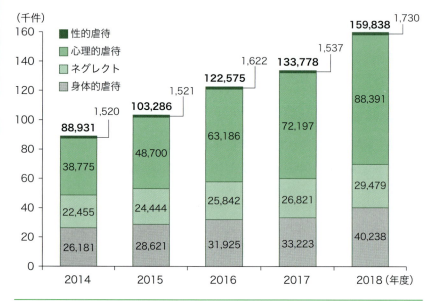

図 1-8　児童虐待の相談種別対応件数

（厚生労働省：平成30年度福祉行政報告例の概況）

の対応のしかたなどを詳しく解説しています．

　保育士の声かけやまわりの支援で，虐待を踏みとどまれた親も多くいることを知っておいてください．

2

子どもの身体的発育・発達と保健

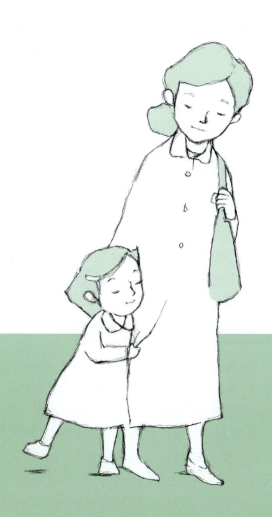

1 身体発育および運動機能の発達と保健

 成長と発育

　一般的に，身長・体重などが形態的に増加することを「成長」といい，精神・運動などの機能が進歩することを「発達」といいます．「成長」と「発達」を合わせて「発育」とよびます．

　子どもの健やかな発育を援助するためには，はじめに子どもの発育の様子を学ぶことが大切です．

　子どもはおとなを小さくしたものではありません．子どもは出生してから大きく発育する時期が 2 回あり，1 回目は乳幼児期，2 回目は第二次性徴を迎える時期といわれます．

発育急進期
　乳幼児期を第一発育急進期，思春期を第二発育急進期ともいいます（p.3，p.28 参照）．

 受精より出生まで

❶ 胎児期の発育

　卵巣から排出された卵子と，精子は卵管で受精し，その後，子宮内膜に着床します．着床したときから妊娠がはじまります．妊娠の週数は，母体の最終月経の第 1 日目からの週数で表し，妊娠 37～41 週の出産を正期産（満期産）といいます．

　受精卵が着床し，骨を形成しはじめるまでを「胎芽期」といいます．骨形成が開始し，「胎児期」になると成長に必要な器官が成熟していきます．

　妊娠 20 週ころには，聴覚をはじめ味覚，嗅覚も発達してくるといわれます．妊娠 30 週ころには，骨格がしっかりとしてきて，子宮のなかで手足を活発に動かします（表 2-1）．

❷ 胎児の発育に影響のあるもの

　胎児期を迎えるまでの期間は，母体が妊娠に気づいていないことがあります．母体が感染症にかかったり，放射線被曝，薬物の使用などにより，胎児の成長に影響を及ぼすことがあります．

　胎児は胎盤を通じて酸素，栄養を得ています．妊娠前からの母体の健康や，食事・喫煙などの生活習慣は，胎児に大きな影響を与えます（表 2-2）．

24

表 2-1　胎児期の発育

	妊娠（週）	身長（cm）	体重（g）	発育の様子
胎芽期	3			・受精卵が子宮壁に着床する
初期	7	2〜3	4	・頭，胴，手足ができる
	11	9	15	・人間らしい顔になる
	15	18	120	
胎児期 中期	19	25	300	・動きが活発になる
	23	30	650	・毛髪や爪が生えはじめる
	27	35	1,000	
後期	31	40	1,500	・骨格が完成する
	35	45	2,000	・聴覚や味覚などの感覚が発達する
	39	50	3,000	・皮膚のしわが減り，皮下脂肪がついてくる

表 2-2　胎児の発育に影響を与える母体の要因

母体側の要因	胎児への影響の可能性
妊娠高血圧症候群	胎盤の機能不全による子宮内胎児発育不全，胎児死亡
妊娠糖尿病	巨大児，奇形
妊娠前・妊娠中の母体の低栄養	低出生体重児
過度の飲酒	胎児性アルコール症候群
喫煙	低出生体重児，流産
服薬	（主として胎芽期・種類により）胎児死亡，奇形
感染症	胎児感染，聴覚障害（風しん）など

発育の原則と特徴

❶ 発育の原則

子どもの発育には，6つの原則があります．

●**発育は連続している**

子どもの発育は連続して段階的に進み，原則として，ある段階から次の段階を飛び越えることはありません．

●**発育には順序がある**

発育は，首のすわり（定頸）・ひとり座り・ひとり立ち・ひとり歩きのように，一定の順序で進みます．

●**発育は身体の各器官によって速度が異なる**

発育は連続している現象ですが，スキャモンの発育曲線にみられるよう

に，その速さは年齢や器官によって違いがあります（図2-1）．

●**発育には決定的に大切な時期がある**

一定の時期に，その段階に現れるべき発育現象がみられないと，のちに障害が生じることがあります．その時期は，発育のための限定された期間で，臨界期（感受期）といいます．妊娠中，胎児の心臓や脳がつくられる期間の母体の健康は大切です．

●**発育には方向性がある**

発育には，一定の方向性があります．頭から足のほうへ（頭尾方向），からだの中心から手足の末端のほうへ（近遠方向）進みます．また，運動機能も粗い動きから細やかな動き（粗大運動から微細運動）へと進みます．

●**発育は相互作用に支配される**

子どもは，生まれながらのからだと，環境（生活環境・人的環境）からの影響との相互作用で発育していきます．発育をうながすのは，養育者の存在と愛情のあるかかわりです．

❷ 発育の特徴

図2-1のスキャモンの発育曲線をみてみましょう．

20歳の時点の発育を100％として，組織や器官を4つの型に分類して，それぞれの年齢における発育の様子を表しています．

●**一般系**

一般系は，身長・体重，骨格・筋肉，各臓器など，からだの発育を表しています．ゆるやかなS字曲線を描くのが特徴です．乳幼児期と思春期のからだの発育が著しいことがわかります．

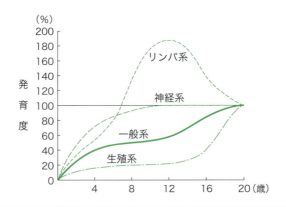

図2-1 スキャモンの発育曲線

発育を4つの型に分け，20歳（成熟）のときを100％として各年齢の発育の様子を示したもの．
一　般　系：身長，体重，呼吸器，消化器，腎臓，心臓，血管など（頭囲は除く）
神　経　系：脳，脊髄，頭囲など
リンパ系：胸腺，リンパ腺，扁桃腺など
生　殖　系：卵巣，子宮，精巣など

● 神経系

神経系は，脳神経の発育を表しています．0〜6歳の期間は，ほかの年齢よりも神経系の発育が飛躍的に起こります．その発育は，4〜5歳で成人のおよそ80％，6〜7歳でおよそ90％に達し，12歳で成人とほぼ同じ状態になります．脳神経系の発育に関しては，12歳までの期間が臨界期ともいえるでしょう．

● リンパ系

リンパ系は，扁桃，胸腺，リンパ腺など，免疫に関する器官の発育の様子を表しています．出生から12〜13歳ころまでは成人のレベルを超えて急激に発達し，思春期が終わるころ，成人と同じレベルに戻ります．

● 生殖系

生殖系は，生殖器（精巣，卵巣，子宮）の発育を表します．第二次性徴を迎え，性ホルモンの分泌が盛んになる時期に急激に発達し，成熟していきます．

このように，各器官によって発育には特徴があります．子どもの発育を判断する場合は，ひとつの観察点だけでなく，その子どもの成長，発達，環境，健康状態などを総合して観察することが大切です．

脳の臨界期

脳は環境や経験，学習などの外部刺激で発達しますが，ある段階で大きな変化をする時期があり，これを脳の臨界期といいます．

D 身体の発育

① 体重・身長（表2-3）

体重の測定値は，その子どもの健康状態や栄養状態を示します．そのため，発育を判定するうえで非常に重要な情報です．

身長は，栄養状態のほかに，運動機能，遺伝的要因，精神的要因，成長ホルモンなどの影響を受けます．

● 新生児期

正期産（妊娠37〜41週で出生）で出生した新生児の平均体重は約3,000 g，平均身長は50 cmです．

生理的体重減少　　生後まもない新生児の体重は，生後3〜5日にかけて出生体重の5〜8％ほど減少することがあります．これを，生理的体重

表2-3　新生児期から幼児期までの体重増加の目安

		出生時	3か月	1歳	2歳	3歳	4歳	5歳	6歳
体重	出生時倍数	1	2	3	4			6	
	kg	3	6	9	12	14	16	18	20
身長	出生時倍数	1		1.5			2		
	cm	50		75			100		

第2章 ● 子どもの身体的発育・発達と保健

減少といいます.

　新生児は胃の容量が小さく，哺乳技術が未熟な場合もあり，体内に入る哺乳量よりも胎便，尿の排泄，皮膚や肺からの水分の蒸散などで失われる水分量が多いからです.

　その後，哺乳量が増し，体重は増加してきます.生後7〜10日目には出生時の体重に戻ります.

　低出生体重児　　出生体重が 2,500 g 未満の乳児を，低出生体重児といいます.低出生体重児はからだのさまざまな機能が未熟です.体温の調節がむずかしい，感染に対する抵抗力が弱い，哺乳力が弱いなど，発育に対して配慮を必要とするため，母子保健法第 18 条で「体重が 2,500 g 未満の乳児が出生したときは，その保護者は，速やかにその旨を乳児の現在地の都道府県，保健所を設置する市又は特別区に届け出なければならない.」と定められています.

● 乳児期

　出生からの 1 年間で，体重は出生時の 3 倍，身長は出生時の 1.5 倍に発育します.乳児期は一生のうちで最も発育が盛んな時期です（第一発育急進期）.

● 幼児期

　体重の増加量は，年間で 2 kg 程度になってきます.身長が出生時の 2 倍になるには 4 年ほどかかります.乳児期に比べると，子どもの発育の速度はゆるやかになります.

● 学童期・思春期

　学童期の前半までは，幼児期に引き続いて発育の速度はゆっくりしています.学童期後半から思春期にかけて第二発育急進期に入ります.

　発育は女子が男子に比べて早く出現しますので，10〜11 歳ころは，体重・身長ともに一時的に女子のほうが男子よりも大きくなります.

❷　頭囲・胸囲（表 2-4）・・

　頭囲は，1 歳までに約 10 cm 大きくなり，その後の増加はわずかです.0〜1 歳ころは 4 等身，2〜5 歳ころは 5 等身ほどの体格となります.子どもの頭は全身のバランスからみて大きく，重たいのです（図 2-2）.

　胸囲は，出生時は胸囲よりも頭囲のほうが大きく，1 歳ころには胸囲と頭囲は等しくなります.そして 1 歳以降は胸囲が頭囲を上回ります.

表 2-4　乳幼児期の頭囲と胸囲の目安　　　　　　　　　　　　　　　　　　　　　　（cm）

	出生時	1 か月	3 か月	1 歳	2 歳	5 歳
頭　囲	33〜34	37〜38	40	45〜46	47〜48	50
胸　囲	32	37〜38	40	45	48〜49	55〜56

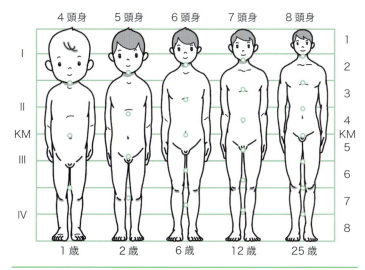

図 2-2　プロポーションの変化

（Stratz 1909 を参考に作成）

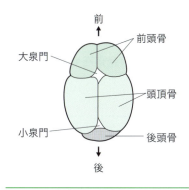

図 2-3　大泉門・小泉門

● 大泉門・小泉門（図 2-3）

　新生児から乳児の期間にみられる，前頭骨と頭頂骨の間の大きなひし形のすきま部分を大泉門といいます．大きさは，出生時は一辺 3 cm ほどで徐々に閉鎖します．1 歳を過ぎると触れてもわかりにくくなり，2 歳ころまでには完全に閉鎖します．

　後頭部の小さな三角のすきま部分は小泉門といい，生後 2〜3 か月で閉鎖します．

❸ 骨

　からだは，骨の成長とともに発育します．胎児期の骨格は軟骨のみですが，出生後に骨が成長していくときに軟骨が増え，骨端軟骨にカルシウムが沈着し，骨組織に置き換わっていきます．このことを化骨といいます．

　手の甲の部分を例にあげると，1 歳未満では手根部の化骨は出現していません．1 歳を過ぎると徐々に増え，12 歳で 10 個の化骨が出現します．

骨端軟骨
　子どもの骨にみられ，骨を成長させる働きがあります．カルシウムの沈着によって石灰化が起こり，かたい骨になっていきます．

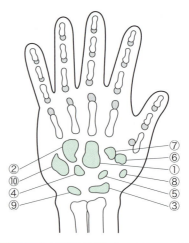

年齢（歳）	1	2～3	4	5	6	7	8	9～11	12
化骨数	2	3	4	5	6	7	8	9	10
図中 NO.	①,②	③	④	⑤	⑥	⑦	⑧	⑨	⑩

図 2-4　手根骨の増加

手根部の化骨で骨年齢、骨の発育を判定することができます（図2-4）。

4　歯

乳歯は生後8か月から生え（萌出），6歳ころより乳歯の生えかわり，永久歯の萌出がみられます．歯の萌出に伴い，あごは前後左右，上下に大きく成長します．出生後6か月は哺乳によって栄養をとりますが，この経験からあごは成長し，その後，離乳食・幼児食を咀嚼（口に取り込む）・嚥下（飲み下す）する力をもつようになります．

歯と口が健康に発育することは，「食べる」「呼吸する」「話す」「表情をつくる」などの行動につながります．

幼い子どもは，自分で歯と口のケアはできません．保護者の意識と行動が，子どもの発育を支えます．また，むし歯の放置からネグレクトが発見されることもあります．

● **歯の構造（図2-5）**

歯肉から生えている白い部分を歯冠，歯肉のなかに埋まっている部分を歯根といいます．歯根は，歯根膜に覆われています．

● **乳歯の特徴（図2-6）**

乳歯は上下それぞれ10本，合計20本生えます．

乳歯のエナメル質の厚さは永久歯の1/2，象牙質の厚さは3/4と薄く，硬度が低いため，う蝕症（むし歯）になりやすく，進行が速いので注意しなくてはなりません．

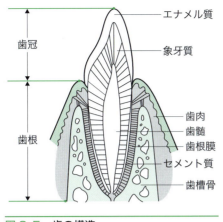

図 2-5　歯の構造

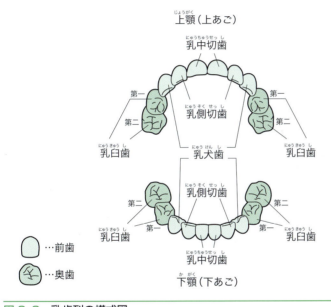

図 2-6　乳歯列の模式図

● 歯の発育と生え方

　歯は，胎児期からつくられはじめ，妊娠 7 週ころより歯胚とよばれる，歯のもとになる組織ができはじめます．

　乳歯は，生後 8 か月ころより下の前歯から萌出し，2 歳半〜3 歳半ころには 20 本すべて生えそろいます（**表 2-5**）．

　永久歯は 6 歳ころより生えかわります．また新たに萌出する歯もあります．12 歳ころにはすべての乳歯が抜けかわり，28 本の永久歯が生えそろいます．

　歯の萌出の順序や時期は，個人差が大きくなっています．

表 2-5　乳歯の平均的な生える時期

歯　種		男　子	女　子
上顎	乳中切歯	8.9 か月	9.4 か月
	乳側切歯	11.1 か月	11.0 か月
	乳犬歯	1 年 5.3 か月	1 年 6.4 か月
	第一乳臼歯	1 年 4.0 か月	1 年 3.7 か月
	第二乳臼歯	2 年 5.6 か月	2 年 5.7 か月
下顎	乳中切歯	6.8 か月	7.5 か月
	乳側切歯	11.8 か月	11.9 か月
	乳犬歯	1 年 5.4 か月	1 年 6.4 か月
	第一乳臼歯	1 年 3.8 か月	1 年 4.3 か月
	第二乳臼歯	2 年 3.0 か月	2 年 3.2 か月

（日本小児歯科学会，2018）

運動機能の発達

　妊娠 10 週ころから胎児は手足を動かしはじめます．妊娠 20 週ころには多くの妊婦が胎動を感じるといいます．

　出生後，未熟な状態ながら養育者とかかわりをもち，さまざまな体験を重ねながら運動機能は発達していきます．

❶　原 始 反 射

　新生児には刺激に反応して起こる特有の反射があり，これを原始反射といいます（図 2-7）．原始反射は月齢とともに脳の発達に伴い，徐々に消えていき，自分の意志で動きをコントロールできるようになります．

●モロー反射

　新生児をあおむけに寝かせ，からだを少し起こしてから急に頭を下げると両手を広げ，抱きつくような左右対称の動作をします．生後 4〜6 か月までみられます．

●手掌把握反射

　手のひらに触れたものを強く握りしめます．生後 4 か月ころ，自分でものを握ろうとすることができるようになると消失します．

●哺乳反射

　哺乳に関する原始反射には次のようなものがあります．

　探索反射　　口のまわりに何か触れると，その方向に顔を向けます．
　捕捉反射　　口に乳首や指などやわらかいものが触れると，唇と舌でとらえます．
　吸啜反射　　口で乳首や指をくわえると，舌をリズミカルに動かして吸います．

バビンスキー反射
　原始反射の 1 つ．足の裏の外側を，とがったものでかかとからつま先に向けて刺激すると，足の親指が外側（上側）に曲がり，ほかの指は扇のように広がる反射．診断には必要ですが，生活のなかでみられることはありません．

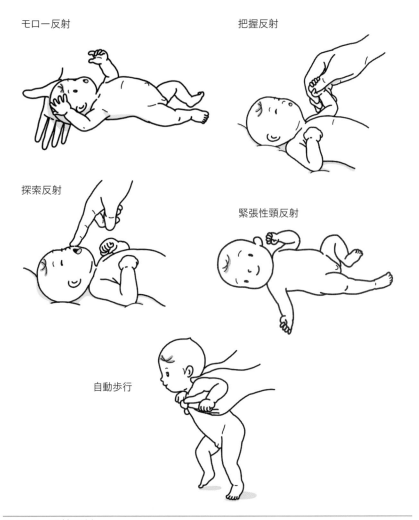

図 2-7　原始反射

● **緊張性頸反射**
　あおむけに寝かせた新生児の頭を一方に向けると，顔が向いた方向の手足を伸ばして，反対側の手足を曲げます．生後 5〜6 か月で消失します．
● **自動歩行**
　新生児の両脇を支え，からだを前かがみにして足の裏を床に触れさせると，左右の足を交互に前に出して歩行の動作をします．

❷ 姿　　勢

● **新生児の姿勢**
　新生児は全身の筋緊張が強いので，あおむけに寝かせると両腕を上げ，ひじを軽く曲げています．両足は股関節を開いてひざ（膝）を軽く曲げています．このように上肢は W 字型，下肢は M 字型の屈曲姿勢をとっています（図 2-8）．

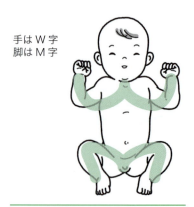

手はW字
脚はM字

図 2-8　新生児の屈曲姿勢

健康な発育のためには，この姿勢を妨げないようにすることが大切です．

● 乳幼児の姿勢と運動発達

出生後，子どもはさまざまな姿勢をとることにより骨格，筋力，精神機能，運動機能が発達していきます．首のすわり，座位，立位，歩行へと変化していきます．

③ 運動機能

運動機能の発達は神経系の発達と関連があり，個人差が大きいです．頭から足の方向へ，からだの中心から末梢へ，全身の大きな動き（粗大運動）から手指の細かな動き（微細運動）へと進んでいきます．

● 粗大運動の発達と運動機能通過率

粗大運動は，頭から足の方向へと発達します．首，胸，肩，背中などの筋肉がしっかりしてくると重い頭を支え，「首がすわり」ます．その後，自分の向いた方向にからだ全体が向けられるようになり，「寝返り」ができるようになります．

上半身の体重を腰で支えられるようになると「ひとり座り」ができるようになります．次には，両腕でからだを支えて進む「ずりばい」，足も使って進む「四つばい」など，「はいはい」へと進みます．しかし，「はいはい」をせずにお座りの姿勢で足を使って進んだり（シャフリング），「つかまり立ち」に進むこともあります．

ものにつかまって「つかまり立ち」ができるようになると，つかまりながら歩いたり，手をつなぐと歩いたりするようになります．この過程を経て，からだのバランス能力が高まると「ひとり歩き」ができるようになります．

この粗大運動の発達の時期は，ほぼ決まっています．それぞれの運動機能ができるようになる子どもの割合を示したものを通過率といいます（**表 2-6**）．

シャフリングベイビー
　はいはいをしないで座ったまま移動する子のことをいいます．下半身の筋力が弱く，いざって（おしりを地面につけたまま進む）移動します．立って歩くようになれば，運動機能の発達は問題ありません．はわないで歩き出す子の割合は30％程度とされています．

34

表2-6　乳幼児の運動機能通過率（％）

年月齢	首の すわり	寝返り	ひとり 座り	はいはい	つかまり 立ち	ひとり 歩き
2〜3月未満	11.7	1.1				
3〜4	63.0	14.4				
4〜5	93.8	52.7	0.5	0.9		
5〜6	98.7	86.6	7.7	5.5	0.5	
6〜7	99.5	95.8	33.6	22.6	9.0	
7〜8		99.2	68.1	51.1	33.6	
8〜9		98.0	86.3	75.4	57.4	1.0
9〜10			96.1	90.3	80.5	4.9
10〜11			97.5	93.5	89.6	11.2
11〜12			98.1	95.8	91.6	35.8
1年0〜 　　1月未満			99.6	96.9	97.3	49.3
1〜2				97.2	96.7	71.4
2〜3				98.9	99.5	81.1
3〜4				99.4		92.6
4〜5				99.5		100.0

（厚生労働省：平成22年乳幼児身体発育調査報告書，2011）

　運動機能通過率の調査で，90％以上の子どもが可能になる時期は，次のとおりです．

- 首のすわり　　　　　　4〜5か月
- 寝返り　　　　　　　　6〜7か月
- ひとり座り　　　　　　9〜10か月
- はいはい　　　　　　　9〜10か月
- つかまり立ち　　　　　11〜12か月
- ひとり歩き　　　　　　1年3〜4か月

●微細運動

　微細運動は，おもに手指を使う細かな動きです．腕，手のひら，指の順序で発達していきます．微細運動の発達には協調運動の発達と原始反射の消失が関係しています．原始反射である把握反射が生後3か月ころに消失すると，自発的にものをつかめるようになります．

　生後5〜6か月ころになると，手のひら全体を使ってものをつかむ動作がみられます．

　生後9か月ころには親指と人差し指でものをつかめるようになり，1歳を過ぎると積み木を積めるようになります．興味のあるものに手を伸ばし，口に運ぼうとするので，誤飲事故に注意を払う必要があります．道具に興味をもち，スプーンなどの食器，クレヨン，はさみなど，発達に応じて使えるようになります．

バリアフリーの功罪

園内環境のバリアフリー化は，事故防止や障害者への対応に必要なものですが，保育環境がどこも安全となると，子どもたちの危険に対する注意力の低下が懸念されます。

河川敷や海岸など，歩きにくい場所を歩く経験をさせることも必要です。

● 幼児の運動発達

　幼児期は，粗大運動を伴う筋力の発達により，さまざまな動きを幅広く獲得する大切な時期です．運動機能の発達に応じて，自分のからだの動きをコントロールできるようになっていきます．

- 1歳前半　　転ばないで歩くことができる
- 1歳後半　　走ることができる
- 3歳ころ　　2秒ほど片足立ちができる
　　　　　　はさみを使えるようになる
　　　　　　円をまねて描けるようになる
- 4歳ころ　　全身のバランスをとる能力が発達する
　　　　　　片足ケンケンができる
- 5歳ころ　　運動能力はさらに伸び，全身運動がなめらかになる
　　　　　　スキップ，でんぐり返り，つま先歩きができる
　　　　　　はさみで線の上を切ることができる

　このような発達を支えるためには，子どもが遊びながら楽しく運動できるように，そして大きな事故が起こらないように保育の環境を整えることが大切です．

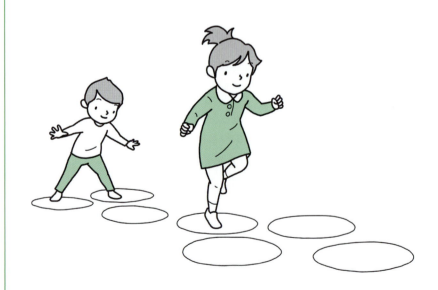

2 生理機能の発達と保健

A 脳の発達

脳は，大きく脳幹・小脳・大脳皮質の 3 層に分かれています（図 2-9）.
脳幹は，間脳・中脳・橋・延髄からなり，生命維持に必要な心臓の働きや呼吸，体温調節をつかさどっています．小脳は，からだの平衡や運動を調整する役割があります．大脳半球の表面である大脳皮質は，言語，記憶，思考など，人間としての高い次元の活動を担っています．

● 脳細胞とニューロン

脳には 140 億個の脳細胞が存在するといわれています．この脳細胞は，さまざまな体験，刺激を受けることで重量が増していきます．

脳のなかで，受けた刺激をほかの脳細胞に伝える役割を担うのは神経細胞（ニューロン）です．ニューロンは，細胞体・樹状突起・軸索からなり，ニューロンが刺激を樹状突起で受け取ると軸索を通って情報をほかの細胞にスムーズに伝達します（図 2-10）.

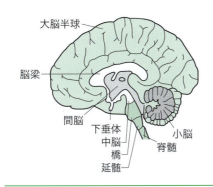

図 2-9 脳の構造（左の大脳半球）

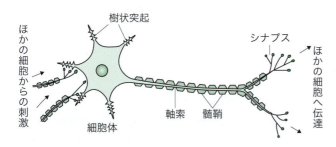

図 2-10 神経細胞（ニューロン）の構造

ニューロンとニューロンの接合部にはシナプスが形成され，刺激がニューロンの末端まで到達すると化学伝達物質が放出されます．この過程で，脳は大きく発達していきます．

● 脳の重量

　脳の重量は，成人で1,300〜1,400gです．出生時で成人の30％（約350g），3歳で成人の80％（900g），6歳で90％（1,100g）と増えていきます．

　子どもは，多くの経験によってさまざまな刺激を受け，ニューロンに情報を伝え，脳の重量が増し，脳のネットワークが発達していくのです．

 呼吸機能

　胎児期は，臍帯と胎盤を通じて酸素，二酸化炭素のガス交換を行っていますが，出生後，肺呼吸がはじまります．

　呼吸には，肋間筋による胸式呼吸と横隔膜による腹式呼吸とがあります．新生児期から乳児期は，肋骨がほぼ水平なため，胸郭の動きが少ないことから腹式呼吸です．さまざまな姿勢で活動するにつれて肋間筋が発達し，呼吸はしだいに胸式呼吸となります．

　生後まもなくは呼吸中枢が未熟なため，呼吸が不規則になることがあります．また生後3か月ころまでは鼻呼吸しかできないため，鼻を塞がないように注意します．生後3か月以降，口呼吸もできるようになります．

　肺そのものが小さいため，呼吸数が多く，新生児期は1分間あたり40〜50回ほどです．からだの成長にともない，呼吸数は少なくなっていきます（表2-7）．

 循環機能

　胎児期には心臓のなかに卵円孔という部位があり，胎児循環を行っています．出生して肺呼吸が開始すると卵円孔は閉じ，しだいに成人循環となります（図2-11）．

　心臓そのものが小さいので，脈拍数が多く，新生児期は1分間あたり120〜160回です（表2-7）．からだの成長に伴い，少なくなっていきます．脈拍数は，発熱・興奮・運動時には増加します．

表2-7　呼吸・脈拍数（1分間）

年　齢	新生児	乳児期	幼児期	学童期	成　人
呼吸数	40〜50	30〜35	20〜30	18〜20	16〜18
脈拍数	120〜160	120〜140	90〜120	80〜90	60〜70

```
成人循環
静脈血 → 上下大静脈 → 右心房 → 右心室 → 肺動脈 → 肺
                                                    ↓
末梢 ← 大動脈 ← 左心室 ← 左心房 ← 肺静脈 ← ガス交換された動脈血

胎児循環
胎盤で母体から酸素を得た血液 → 臍静脈 → 静脈管（肝臓）→ 下大静脈
                                                              ↓
末梢 ← 大動脈 ← 左心室 ← 左心房 ← 卵円孔 ← 右心房
         ↑    動脈管 ← 肺動脈 ← 右心室
```

図2-11　成人循環と胎児循環

体　温

子どもはおとなに比べて体重あたりの体表面積が広いので，外気温の影響を受けやすいです．また，体温調節機能が未熟なので低体温，着せすぎによるうつ熱などが起こらないよう配慮が必要です．

乳幼児期の体重1kgあたりの基礎代謝量とエネルギー必要量はおとなの2～3倍ほどです．子どもの体温がおとなより高めなのはこのためです．

摂食機能・消化器

❶ 口

新生児の栄養摂取は，哺乳行動からはじまります．吸啜反射では，独特の舌のリズミカルな，ぜん動運動が起こります．このため，口を開けて乳首をくわえたままでも乳汁が気管に入り込むことなく哺乳できるのです．これを乳児嚥下といいます．やがて，口を閉じ，いったん呼吸を止めてから舌の先を上顎に押しつけて飲み込む成人嚥下に移行します．

❷ 胃

乳児の胃は，成人に比べると縦に細長く，胃の入口の筋肉が未発達なため，溢乳（いつにゅう）（哺乳後，寝かせると口もとから乳汁がもれてくる）が起こることがあります（図2-12）．

新生児期の胃の容量は小さく，生後1日で5～7mL，生後7日で45～60mL，生後1か月で90mLとなります．1歳になると300mL，2歳になると500mLと，少しずつ大きくなり，胃のふくらみが増していきます．

基礎代謝基準値
(kcal/kg体重/日)
1～2歳：男61.0，女59.7
18～29歳：男23.7，女22.1
〔日本人の食事摂取基準（2020年版）より〕

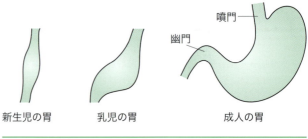

新生児の胃　　乳児の胃　　　成人の胃

図2-12　乳児の胃，成人の胃

表2-8　消化器官とおもな消化酵素

消化器官	消化液	消化酵素	消化される栄養素
口	唾液	唾液アミラーゼ	でんぷん
胃	胃液	ペプシン	たんぱく質
小腸 （管腔内）	膵液	膵アミラーゼ トリプシン キモトリプシン カルボキシペプチダーゼ アミノペプチダーゼ リパーゼ	でんぷん たんぱく質とその分解産物 脂肪
小腸粘膜（膜消化）		マルターゼ スクラーゼ ラクターゼ ジペプチダーゼ	麦芽糖（ブドウ糖＋ブドウ糖） ショ糖（ブドウ糖＋果糖） 乳糖（ブドウ糖＋ガラクトース） ジペプチド（アミノ酸＋アミノ酸）

※糖質は最小単位のブドウ糖，果糖，ガラクトースに，たんぱく質は最小単位のアミノ酸に分解されて吸収される．

❸ 小　　腸

　小腸は，胃で消化された食物をさらに消化，分解し吸収する器官です．小腸には多くの消化酵素が分泌されます（表2-8）．出生時には乳汁内の乳糖を分解するラクターゼが活性化しています．成長につれて，消化酵素が乳汁以外の栄養素にも対応できるようになっていきます．

❹ 大　　腸

　小腸で栄養素の消化・吸収は完了しますが，大腸には吸収されなかったものが送られます．食物の残りかすの水分を吸収して，便をつくります．
　出生直後の新生児の大腸内は無菌状態ですが，生後数日すると便に菌が排出されるようになります．食物をとり入れるようになると，さまざまな菌の種類が増えて，腸内細菌叢はしだいにおとなに近いものになっていきます．

F 排泄機能

❶ 乳児の便

新生児期，生後 2〜3 日には胎児期に腸内にあった胎便が出ます．胎便は，腸粘液，胆汁成分，飲み込んでいた羊水などからできていて，暗緑色をしています．乳汁を飲むようになると，便は黄色くなってきます．

❷ 排便の自立

乳児期早期は，直腸に便がたまるとすぐに排便するため，便の回数が多くなります．乳汁以外の食物をとるようになると，便の水分が減るので便の回数は少なくなります．

大脳が発達すると，便意を感じることができるようになります．そして息を止めて腹圧をかけて排便するようになります．肛門括約筋が発達することで，便が出ることをこらえることもできるようになります．

3〜4 歳には便意を予告して排便ができるようになり，4〜5 歳ころには後始末（おしりを拭く・流す・衣服を整える・手を洗う）もできるようになり，排便は自立していきます．

❸ 排尿の自立

乳児期早期は，膀胱に尿がたまると反射的に排尿が起こります．成長につれて大脳が尿意を感じるようになります．乳児期後期には，排尿反射を抑え，膀胱に尿をためることができるようになります．

個人差はありますが，2〜3 歳には尿意を知らせることができるようになり，4 歳ころには自分で排尿ができるようになります．

トイレットトレーニングをはじめる時期は，①自分で歩ける，②言葉を理解できる（「チッチ出る」など，2 語文がいえる），③昼間の排尿が 2 時間ほど空く，この 3 点がそろったときが目安になります．

G 水分代謝

からだの水分の出入り，摂取と排泄のことを水分代謝といいます．水分には「水」と「電解質」が含まれ，生命維持のためには欠かせない成分です．乳幼児の水分代謝には，いくつかの特徴と留意点があります．

● **低年齢ほど体内水分量が多い**（表 2-9，10）

新生児の水分量は 80％，成人の水分量は 60％です．

発育が盛んな時期は基礎代謝量が高いので，体重 1 kg あたりに必要な

便色カード

出生まもない赤ちゃんの胆道閉鎖症（先天的に胆管が詰まってしまい，胆汁が排泄できない病気）の早期発見のため，2012 年度より，母子健康手帳に便色カードの添付が義務化されました．

表 2-9　体内水分量　　　　　　　　　　　　　　　　　　　[体重に対する割合（％）]

	新生児	乳児	幼児	学童	成人	高齢者
体内水分	80	70	65	60	60	50
細胞内液	40	40	40	40	40	30
細胞外液	40	30	25	20	20	20

表 2-10　水分必要量　　　　　　　　　　　　　　　　　　　（体重 1 kg あたり）

	乳児	幼児	学童	成人
必要量 mL	120〜150	90〜120	50〜90	40〜70

水分も多くなります．また，乳幼児は腎機能が未熟なため，水分不足の状態であっても，水分が尿から排泄されてしまいます．このため，老廃物をうまく排泄するために多くの水分が必要になるのです．

●脱水症を起こしやすい

乳幼児は発汗量が多く，水分を失いやすい特徴があります．嘔吐・下痢・発熱などの症状でも体内の水分が失われるので，水分補給は大切です．

乳幼児は，苦しいときに言葉で訴えることができません．病気のとき，外気温が高いときは，脱水症に注意しなくてはなりません．脱水傾向にあるときは十分な判断ができなくなることが多いので「大丈夫？」と尋ねると，苦しくてもうなずいてしまうことがあります．「苦しい？」「のどかわいた？」などと尋ねるほうがよいでしょう．

 ## 免疫機能

免疫とは，からだの外から侵入してくる異物からからだを守る仕組みです．からだに侵入してきたウイルス，細菌，アレルギーのもとになる物質など，異物（抗原）に対してからだを守るためにたんぱく質（抗体）がつくられます．

免疫には受動免疫と能動免疫とがあります．

●受動免疫（母子免疫）

胎児期に胎盤を通じて母体内の免疫グロブリン（IgG）が受け継がれます．このおかげで生後 6 か月は，さまざまな感染症から守られます．母乳中に含まれる免疫（IgA）も，乳児を感染症から守る働きがあります．

●能動免疫

乳幼児は，しだいに自分自身で抗体をつくってからだを守るようになります．ウイルスや細菌に感染して病気にかかると抗体がつくられます．予防接種のように，人工的に抗体をつくらせて免疫を獲得する方法もあります．一度侵入した異物に対しては，免疫が機能して症状が軽くなります．

良質の水分補給を
乳児には，白湯や麦茶など糖分やカフェインを含まないものをこまめに与えます．イオン飲料は脱水症に効果がありますが，糖分を多く含むものもあり，注意が必要です．

抗体
からだに侵入した異物（ウイルス，細菌など非自己のもの）に対して，からだを守る（免疫反応）ためのたんぱく質がつくり出されます．これを抗体といいます．
予防接種に用いられるワクチンは，毒性をなくしたり弱めたりした病原体を体内に入れることによって人工的に抗体をつくり，感染症にかかりにくくするものです．

入園して集団生活をおくるようになると，感染症にかかる機会も多くなります．乳幼児期のかぜは長引きやすいですが，病気を治す経験を重ねることで，回復までの期間は短くなっていきます．

感覚器の発達

❶ 味覚・嗅覚

　舌の表面には味を感じる味蕾（みらい）という細胞があります．「甘味」「酸味」「塩味」「苦味」「旨味」の5種類の基本的味覚のうち，エネルギー源となる「甘味」「旨味」を好み，毒や腐敗を感じる「酸味」「苦味」を嫌がります．離乳食を開始すると，味覚は発達していきます．

　嗅覚の発達は早く，においを感じる能力は新生児期からもっています．母親のにおい，乳汁のにおいには敏感に反応します．

❷ 聴覚

　胎児期より音に対して反応しますが，これは聴覚というより聴性反応（音に対する原始反射）であり，ほかの原始反射同様3〜4か月になると消失します．

　5〜6か月になると人の声に反応して振り向き，9〜10か月には言葉をまねするようになってきます．

❸ 視覚

　生後まもない新生児でも，視力はゼロではありません．新生児の視力は0.02です．20〜30cmほどの距離にあるものに焦点が合いやすいといわれています．生後3〜4か月には動くものを目で追うようになります．さまざまなものを見つめる体験を通して，視力は1歳ころには0.2，2歳で0.5，5〜6歳ころには1.0〜1.2に発達するといわれます．

新生児聴覚検査
　聴覚は言語発達に大きく影響するため，厚生労働省から，新生児聴覚検査の実施に積極的に取り組むよう，通知が発出されています．
　初回検査はおおむね生後3日以内に実施するとされています．

睡眠のリズム

　新生児の1日の睡眠時間は16〜17時間で，成長とともに短くなっていきます．睡眠と覚醒が短時間に繰り返され，しだいに昼の活動が増えて日中の睡眠時間は短くなり，夜間睡眠が長くなってきます．1歳6か月ころには，個人差はありますが午後1回の昼寝ですむようになります．

● **レム睡眠とノンレム睡眠**
　睡眠には，レム睡眠とノンレム睡眠があります．
　レム睡眠中は呼吸や心拍が増え，夢をみていることが多く，ノンレム睡

レム睡眠
第5章 p.110 参照

第2章 ● 子どもの身体的発育・発達と保健

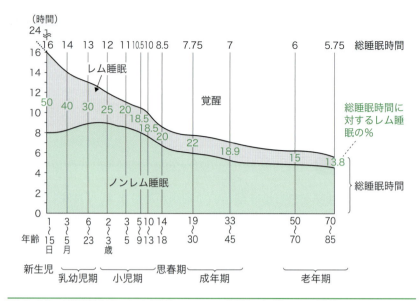

図 2-13 総睡眠時間，レム睡眠，ノンレム睡眠の年齢による推移

(Roffwarg ら，1966)

眠は，深い眠りの状態です．

おとなでは，ノンレム睡眠が全体の睡眠時間の 80％を占めます．新生児ではレム睡眠が 50％，幼児期では 20〜25％となり，成長するに伴い，レム睡眠の割合が少なくなっていきます（図 2-13）．

> **COLUMN**
>
> **睡眠と SIDS**
>
> SIDS の発症には，睡眠中の無呼吸が関係していると考えられています．
>
> レム睡眠，ノンレム睡眠，どちらにおいても，無呼吸になることがあります．乳児は呼吸を再開させる機能が未成熟であったり，睡眠の時間も長いため，うつぶせ寝や，厚着をさせ過ぎて体温が上がってしまう（うつ熱）ことで無呼吸状態となり，SIDS を発症させる一因ともなってしまう可能性があります．

3

子どもの心身の健康状態と その把握

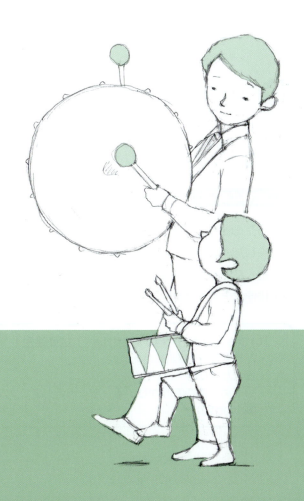

健康状態の観察

A 健康とは

健康の定義
第1章 p.5 参照

「健康」とは何でしょうか．第1章で述べたように，WHO の憲章では「肉体的にも，精神的にも，そして社会的にも，すべてが満たされた状態にあること」としています．

では，私たちはふだん，どのような状態にあることを「健康である」といっているのでしょうか．おとなと子ども，男と女によっても少しずつ違ってくるかもしれません．子どもの健康とは，次のように考えられます．

> 「朝起きてから寝るまでの日課を，いつもと変わらないリズムでおおむね機嫌よく過ごすことができ，ふだんどおりの食欲もある状態」

B 健康状態観察のポイント

ふだんから，子どもの元気なときの様子を知っておくことが，変化に気づく準備として大切です．

❶ 全体の様子

からだの動き（活発さ），機嫌，食欲など，いつもと違う，何かおかしいと感じたときは，とくに注意して観察してください．

また，前日から今朝までの子どもの状態（体温，睡眠，食欲，機嫌，排尿・排便など）も確認しておきましょう．

> 「いつもと違う！　何かおかしい！」は要注意！
> - どうも動きが悪い（鈍い）
> - 食欲がない
> - めそめそ泣いてばかりいる，ちょっとしたことで泣く
> - 眠りが浅い

❷ 体温・脈拍数・呼吸数のはかり方

● 体温
最近の体温計は，ほとんど電子体温計になっています．これで予測体温をはかることができますが，平熱や実測値を求めるには，体温計の説明書に従ってはかるようにします．

● 脈拍数
胸部あるいは頸部の拍動をよく感じられるところに手を触れ，1分間の脈拍数を数えます．

● 呼吸数
あおむけに寝かせて胸の上下動をみながら1分間の呼吸数を数えます．乳児の呼吸を確認するときは，胸に手を置き，その上下動を確認します．

❸ からだのチェック

頭から足の先まで順番を決めて観察します（図3-1）．

正しい体温のはかり方
①汗は拭き取り，下着などが体温計に触れないようにします．
②体温計の先端を，斜め下からわきのくぼみの中心にあてます．
③体軸に対して30～45度の角度に調整し，わきをしっかり閉じます．
④検温中はからだを動かさないようにします．
注：電子体温計で平温（ふだんの体温）をはかる場合，10分以上かける必要があります．

子どもの呼吸数・脈拍数
第2章 p.38 表2-7 参照

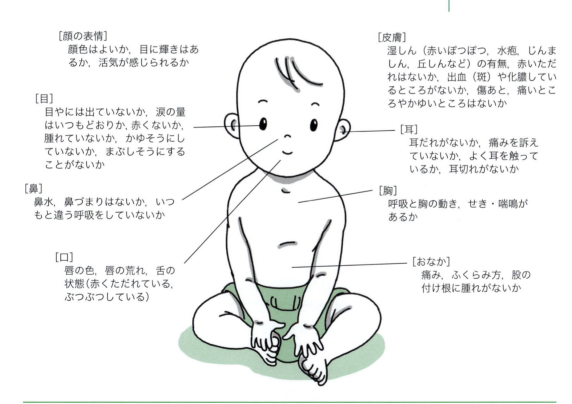

図3-1　健康状態のチェックポイント

2 心身の不調などの早期発見

子どもに多い症状

❶ 発　　熱

　乳幼児の体温は変わりやすいものです．暑い，寒いといった外気温の影響を受けやすいこともあります．また，はしゃぎまわって遊んだあとなどは体温が高めになることもあります．これらのことから，小児科では，37.5℃以上を「発熱」といっています．

　発熱は，からだのなかに入ってきた細菌やウイルスの増殖を抑え，免疫の働きを高める作用があります．「熱が出たら解熱剤で下げればよい」と思う人は少なくありませんが，これは大きな間違いです．解熱剤は，必ず医師の指示に従って用いてください．

●こんなときは早めの受診を
- 顔色が蒼白になり，息苦しそう
- 意識がはっきりしない
- ぐったりしている
- ほかにいつもと違った症状が出ている

❷ せ　　き

　せきは，それ自体悪いものではなく，のど，気管支の粘膜についた細菌，ウイルスをはじめとした汚れ（たんなど）をからだの外に出すための大切な反応です．ただし，せきで飛沫が飛ぶと，そのなかに含まれる細菌やウイルスをほかの人にうつしてしまいますので，マスクをしましょう．

●こんなときは早めの受診を
- 1時間以上もせきが続いて眠れない
- 食欲が落ち，食事量がいつもの2/3以下
- 浅く速い呼吸が続く
  （1分間の呼吸数が60回以上のときは要注意，表3-1）
- 1週間以上，せきが続いている
- ヒューヒュー，ゼーゼーなどいつもと違う呼吸音（喘鳴）が聞こえる
- せきとともに熱が出ている

子どもの正常体温（腋窩温）

	平均(℃)	標準偏差
乳児	37.09	0.33
2～3歳	37.08	0.35
4～5歳	37.12	0.33
6～9歳	37.06	0.38
10歳以上	37.07	0.31

表 3-1　正常時の呼吸数（1 分間）

0〜1 か月	40〜50
1〜12 か月	30〜40
1〜3 歳	20〜30

③ 嘔　　吐

　嘔吐のおもな原因は，ウイルスや細菌が胃腸に入って起こる感染性胃腸炎です．しかしまれに，髄膜炎や脳症などが起こっている場合があります．夏かぜやインフルエンザでは注意が必要です．頭部のけがや頭を打って嘔吐を起こすこともあります．

　3 歳未満の乳幼児の場合，異物を飲み込んでしまったり，せきこんだりしたときなどに反射的に吐くこともあります．

●**こんなときは早めの受診を**

- ぐったりしている（脱水状態の危険性）
- 異物を誤って飲み込んでしまった
- 吐いたもののなかに血が混じっている
- 嘔吐以外にも強い症状が認められる

④ 腹　　痛

　子どもが腹痛を訴えることはよくありますが，痛みの原因がおなか（内臓）からきているものか判断がむずかしい場合もあります．むやみに温めたりせず，静かに休ませて，どのような痛みか，腹痛以外に嘔吐や発熱などがないかを観察します．

●**こんなときは早めの受診を**

- 顔色が蒼白になり，冷や汗をかいている
- 間隔をおいて激しく痛がり，嘔吐などの症状がある

⑤ 下　　痢

　たいていの下痢は，ウイルスや細菌が原因となって起こる感染性胃腸炎によるものです．とくに夏かぜは下痢を起こしやすく，ウイルスが 1 か月も腸のなかで生き続けることがあります．症状が続いているあいだは，保育所や幼稚園での水遊びは休みましょう．

●**こんなときは早めの受診を**

- ぐったりしている
- 脱水症状が疑われる
- 血便がある
- ほかにいつもと違った症状がある

嘔吐物の処理はできるだけすばやく

　胃腸炎などが原因で吐いたもの（嘔吐物）のなかには，ウイルスや細菌がたくさん含まれています．ここからあっという間に感染が広がってしまいますので，新聞などで覆ってからすばやく片付けましょう（嘔吐物への接触だけでなく，嘔吐の際に発生する飛沫核吸入も，感染経路の一つです）．

　施設に合った「嘔吐物の適正処理マニュアル」などをつくって，使い捨て手袋，ぞうきん，バケツ，消毒薬など，必要なものを用意しておくと便利です．

第 3 章 ● 子どもの心身の健康状態とその把握　49

発しんの種類

斑（はん）：皮膚面と同じ高さのもの（例：紅斑，紫斑など）

丘疹（きゅうしん）：皮膚面より半球状に盛り上がっていて，直径1cm程度までのもの

水疱（すいほう）：皮膚のなかに液体がたまった状態

膿疱（のうほう）：皮膚のなかに黄色の濁った膿（うみ）がたまった状態

痂皮（かひ）：血液成分が皮膚表面で固まったもの，いわゆる「かさぶた」

膨疹（ぼうしん）：皮膚が赤く盛り上がる状態．じんましん

❻ 発しん

　ウイルスや細菌による感染症に伴って，発しんが出ることがあります．また発しんが現れた前後に，ほかにどのような症状が出ているか，出ていたか，よくチェックしておきます．食べものなどのアレルギーや薬の副作用も原因になりますので注意しましょう（表3-2，3-3）．

●こんなときは早めの受診を

- 発しんとともに熱が出ている
- ヒューヒュー，ゼーゼーという喘鳴（呼吸器症状）
- 激しくせきこんでいる

表3-2　発しん観察のポイント

発しんが出たら	最近，周囲で同じような症状があったかどうかをチェックする．同時に熱は出ているか，いつもとは違うものを食べなかったか，直前に薬を飲んだり予防接種をしていたらそのチェックも行う
どんな発しんか	赤い斑点，じんましん，水疱，膿疱（膿をもつ），かゆみはあるか，痛みはあるか，色のチェック
どんなふうに広がっているか	からだの左右で出かたが違うか，からだ全体に出ているか，特定，一定の場所かどうか
その他の症状	熱，せきはあるか．嘔吐，下痢はあるか

表3-3　子どもに多い発しんの出る病気

赤い発しん	伝染性紅斑（はじめは細かい紅斑，しだいに斑が大きくなる），風しん，突発性発しん，麻しん，溶連菌感染症，川崎病
水疱（水疱の小さい順）	手足口病，帯状疱しん，水痘，伝染性膿痂しん（膿疱）
じんましん	食物アレルギー，薬しん，寒冷刺激など

❼ けいれん

　からだの筋肉が，収縮（力が入って縮む）と弛緩（ゆるんで伸びる）を交互に繰り返すことをいいます．からだの一部で起こる場合，全身の筋肉が同時に起こる場合とさまざまです．

　多くは，髄膜炎，脳症などで脳内の圧力（脳圧）が上がったり，頭部のけがや打撲により脳に強い刺激があったときなどに誘発されます．

　3歳未満の乳幼児では，けいれんを抑える機能が十分に発達していないため，発熱による熱性けいれんのほか，視覚や聴覚の刺激がきっかけでけいれんが起こることもあります．

●こんなときは早めの受診を

- けいれんが5分以上続く
- 意識がはっきりしていない
- 熱がある
- ほかにいつもと違った症状がある

泣き入りひきつけ

乳幼児期に起こる「反射性けいれん」の一種です．

大泣きをしたりびっくりしたときに息つぎができずに一時的に無呼吸になり，意識を失くしたりけいれんが起きたりします．発作は1分以内で収まることが多いので，あわてずに対応します．成長に伴い自然によくなります．

❽ そのほかの症状

●便 秘

便秘とは，排便が数日に1回と少なくなり，排便時に痛みや不快感を伴う症状です．したがって2～3日便が出なくとも気持ちよく排便できれば問題ありません．水分や食物繊維を多めにとるなど，食事で改善するものはよいですが，まれに外科的な治療が必要な例もあります．繰り返す便秘や食欲低下を伴うときは，小児科を受診しましょう．

●目の異常

目の輝きも重要なポイントになります．目がうつろでぼんやりしているときは，子どもの状態に注意して観察します．

充血や目やにがあるとき，またはまぶしそうにしていることが多いときは，眼科の受診をすすめます．

●耳や鼻の異常

耳だれが出ているときは，外耳炎や中耳炎を疑います．中耳炎は繰り返し発症することがあり，早期の受診と治療が大切です．

かぜや，泣いたあとでもないのに，水っぽい鼻汁が多く出ているときは，感染症の可能性があります．膿性の黄色や緑色の鼻汁の場合は，鼻のなかに異物があるか，炎症が原因となることがあります．

鼻出血が続くときは，よく観察をして，出血時間が長い場合は受診をすすめます．

●こころの問題

あまり元気がない，ぼんやりしている，といった様子がみられるときは，子ども自身のエネルギーが下がっているのかもしれません．ふだんの生活（食事や遊び，睡眠など）ができていれば，休息をとることで解決することもあります．

また，チックとよばれる症状が出る子どもは，焦らず気長に見守ってあげるようにします．注意すると逆効果になることがあります．

Ⓑ 虐待の早期発見

小さなすり傷や虫さされの痕は子どもによくみられますが，不自然なけが（からだの複数のあざ，新旧のあざ，やけど，刺し傷など）や汚れたままの服やからだの不潔，治療していないむし歯などは虐待が疑われます．気づいたときは，ほかの職員とも協力しながら注意深く対応します．

虐待の見分け方や対応方法は，本書の5章で詳しく解説しました．大事に至らないよう，子どもや保護者の小さな変化を見のがさないようにしましょう．

便秘症の発症しやすい時期

「小児慢性機能性便秘診療ガイドライン」によると，
①離乳食開始時
②トイレットトレーニング時
③就学開始時
とされ，この時期に適切に対応することをすすめています．

第3章 ● 子どもの心身の健康状態とその把握　51

3 発育・発達の把握と健康診断

A 身体発育の評価

❶ 身体計測の方法

　発育を評価するためには，まず，からだの各部位を正しく計測することが必要です．

●体　重

　乳児はあおむけに寝かせ，10g単位で測定します．授乳直後は避けます．また，おむつや衣類をつけたままはかったときは，あとでその重さを差し引きます．幼児では排尿や排便はなるべく済ませておき，パンツだけで測定します．デジタル式体重計は，そのまま数値を読み取ることができ，正確で便利です．

●身　長

　乳幼児身体発育調査は10年ごとに行われ，最近では2010年に実施されています．この調査では，2歳未満と2歳以上とで身長の計測方法が違います（図3-2）．

　2歳未満の乳児では，あおむけに寝かせてはかります．補助する人が頭部を軽く押さえ，計測する人は乳児の両ひざを軽く台板に押さえるようにして足を伸ばします．その姿勢で，移動板を足裏に垂直に当てて数値を読みます．

　2歳以上の幼児の場合は，学童用または普通の立位用身長計を使いま

仰臥位身長の計測（2歳未満）　　　　立位身長の計測（2歳以上）

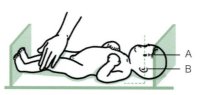 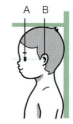

眼窩点（A）と耳珠点（B）とを結んだ直線が台板（水平面）に垂直になるように頭を固定します．図では頭部を保持するための手を省略しています．

眼窩点（A）と耳珠点（B）とを結んだ直線が水平になるように頭を固定します．

図3-2　身長の計測方法

頭囲の計測　　　　　　　　　　　胸囲の計測

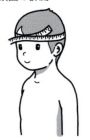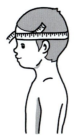　　　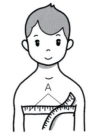

前方は左右の眉の直上，後方は後頭部の　　巻尺が左右の乳頭点（A）を通り，
いちばん突出しているところを通る周径　　体軸に垂直な平面内にあるよう
を計測します．前方は額の最突出部を通　　にします．
らないことに注意してください．

図 3-3　頭囲と胸囲の計測方法

す．乳児，幼児ともに 1 mm 単位まではかります．

●頭　囲（図 3-3）
　巻尺を使用します．子どもの後頭部で，最も突き出ているところを確認して巻尺を当てます．このとき左右の高さが同じくらいになるように気をつけましょう．前頭部の眉のすぐ上を通るようにして巻尺を当て，1 mm 単位まではかります．このとき，前頭部は額の出ている部分ではなく，眉のすぐ上を通っているかどうか注意しましょう．

●胸　囲（図 3-3）
　左右の乳頭を通るように巻尺を当てます．体軸に垂直な平面内にある感じをイメージするとうまくいきます．このとき，からだを強くしめつけてはいけません．逆に皮膚からずり落ちない程度に当てます．1 mm 単位で計測しましょう．

❷ 身体発育の評価

　子どもを対象とした全国規模の発育調査は 2 種類あります．乳幼児を対象とした乳幼児身体発育調査は，厚生労働省が 10 年に 1 回実施しています．現在は，平成 22 年（2010 年）度調査のものが最新です．また，幼稚園児から高校生の発育の様子は，文部科学省が学校保健統計調査を毎年公表しています．
　一人ひとりの子どもの発育を評価することは，個人差や発育の経過，健康状態を知るうえでとても大切なことです．

●乳児・幼児身体発育曲線
　現在の母子健康手帳に載っている曲線は，平成 22 年乳幼児身体発育調査の結果をもとに作成されています．図 3-4 では，身長と体重について，下が 3 パーセンタイル，上が 97 パーセンタイルの曲線で囲まれた帯として示されています．この曲線に，計測した子どもの身長と体重を記入し

パーセンタイル
　データを大きさの順に並べて 100 個に区切り，小さい方からどの位置にあるかを示す数値．50 パーセンタイルが中央値で，3 パーセンタイルは 3 番目を示しています．

第 3 章　子どもの心身の健康状態とその把握　　53

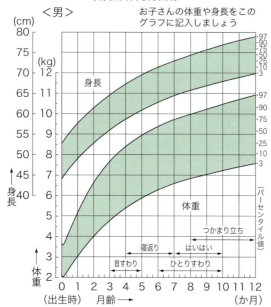

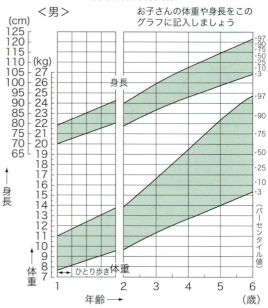

首すわり，寝返り，ひとりすわり，つかまり立ち，はいはいおよびひとり歩きの矢印は，約半数の子どもができるようになる月・年齢から，約9割の子どもができるようになる月・年齢までの期間を表したものです．
お子さんができるようになったときを矢印で記入しましょう．

身長と体重のグラフ：線の中には，各月・年齢の94パーセントの子どもの値が入ります．乳幼児の発育は個人差が大きいですが，このグラフを一応の目安としてください．なお，2歳未満の身長は寝かせてはかり，2歳以上の身長は立たせてはかったものです．

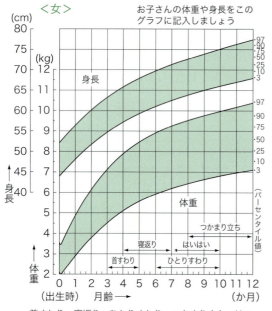

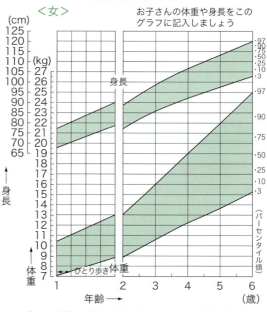

首すわり，寝返り，ひとりすわり，つかまり立ち，はいはいおよびひとり歩きの矢印は，約半数の子どもができるようになる月・年齢から，約9割の子どもができるようになる月・年齢までの期間を表したものです．
お子さんができるようになったときを矢印で記入しましょう．

身長と体重のグラフ：線の中には，各月・年齢の94パーセントの子どもの値が入ります．乳幼児の発育は個人差が大きいですが，このグラフを一応の目安としてください．なお，2歳未満の身長は寝かせてはかり，2歳以上の身長は立たせてはかったものです．

図3-4　乳児・幼児身体発育曲線（平成22年調査）

（厚生労働省：平成22年乳幼児身体発育調査，2011）

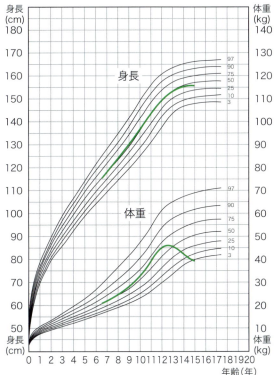

図 3-5　身長と体重の発育曲線作成基準図

て線で結びます．そうすると，その子どもの身体の大きさの傾向，すなわち大きめの子か，普通か，小柄なのかといったことが客観的にわかります．また，身体の大きさにとどまらず，順調に発育しているかどうかもみることができます．3 パーセンタイルを下回ったり，97 パーセンタイルを上回る場合は，少し気をつけてみていくようにします．身長・体重が増加しないケースも同様です．必要があれば医療機関を受診します．食事内容をチェックし，見直してみることもおすすめします．

●**身長と体重の発育曲線作成基準図**（図 3-5）

学校保健統計調査の平均値と標準偏差の数値から作成した成長曲線では，学童期・思春期の発育の様子を知ることができます．とくにこの時期特有の思春期やせ症を発見することができます．また，きわめて不適切な環境に育った場合の発育抑制（成長障害）がないか，さらにさまざまな病気の早期発見など，子どもの発育と健康を守るための資料として活用することができます．

●**体格指数**

身長と体重の数値を利用して算出した指数から，肥満，普通，やせといった体格を知ることができます．

母子健康手帳の発育曲線
　子どもの身体測定ごとの値を保護者が記入していくことで，子どもの成長を評価できるよう掲載されています．その目的を保護者に伝え，保育所での測定値を正確に知らせましょう．

思春期やせ症
　小児期発症神経性食欲不振症．ストレスを「食べることをめぐるこだわり」に置き換える摂食障害です．成長期の極端な低栄養は正常な発達を阻害するほか，脳，子宮，卵巣，骨への後遺症は，その後の人生にまで悪影響を与えます．予防と早期発見・早期治療が大切です．

$$\text{BMI} = 体重\,kg\,/\,(身長\,m)^2$$

成人には BMI を使用します。日本肥満学会（2000 年）が定めた判定基準では，統計的に最も病気にかかりにくいとされる 22 を標準としています。18.5 未満がやせ，18.5 以上 25 未満が普通，25 以上が肥満となります。

Ⓑ 発達検査

ある子どもが正常に発達しているかどうかはどうみていけばよいでしょうか。いろいろな角度から子どもを観察した結果をもとに判断します。

❶ 自己の認知と発達

生後 3 か月ころは，視力が発達してくる時期です。自分の手を目の前で合わせて見つめる動作がみられるようになります。これをハンド・リガードともいいます。さらには，手を口に近づけて指しゃぶりがはじまります。赤ちゃんは，こうすることによって，自分の手指やからだを理解しようとしているのです。

記憶や言語の発達が進む 2 歳ころになると，鏡に映った自分をみて自分だとわかるようになります。

❷ 言葉の発達

小さな子どもが何かを感じてワンワンと泣きます。これは，言葉の発達のはじまりです。言葉は，コミュニケーションと思考の手段です。

子どもはこうして，周囲とコミュニケーションをとりはじめます。さらにおとなのまねをする時期を経て，意味のある単語を話しはじめます。だんだんと自分の意思を長い文で表すことができるようになっていきます（表 3-4）。

●乳児期

生後 2 か月ころの赤ちゃんが急に泣き出したら，保育者は「おなかがすいた？ それともおむつがぬれた？」とまず考えます。赤ちゃんは泣くことによって，周囲に不快な感情を訴えているのです。

5～6 か月ころに盛んに出る「アーアー」や「ウーウー」などという声を喃語といいます。まわりの人たちは，できるかぎり赤ちゃんに優しく話しかけるなど，メッセージに応えてあげてください。記念すべき言葉を使ったコミュニケーションのはじまりなのですから。

● 1 歳ころ

1 歳前後はおとなの言葉を聞いてまねをする時期です。知的な発達の段階で，意味のある言葉を話すようになります。1 歳過ぎから「マンマ」

表 3-4 乳幼児の言語機能通過率（%）

年月齢	単語をいう
7〜8 月未満	2.2
8〜9	6.5
9〜10	9.0
10〜11	21.3
11〜12	40.9
1 年 0〜1 月未満	57.6
1〜2	69.9
2〜3	79.1
3〜4	86.1
4〜5	88.8
5〜6	89.1
6〜7	94.7

（厚生労働省：平成 22 年乳幼児身体発育調査, 2011）

「ワンワン」などの 1 語文（名詞）を発するようになります．1 歳半ころには言葉の数は急速に増えていくでしょう．

● **2 歳ころ**

主語（名詞）＋述語（動詞）の 2 語文が話せるようになります．話せる単語の数も 300 語前後にまで増えます．言葉を自分のものにしていくために，おとなの語りかけがとても大切です．

● **3 歳ころ**

2 語文に形容詞を加えたり，助詞を使って目的語を加えることができるようになります．3 語文や従属節のある文章を話せるようになり，言葉の数もますます増え，表現力も豊かになります．ひいては，言語で認識し，考える力がついてきます．自分自身の意思を伝えよう，伝えたいとする要求が高まってくるでしょう．

❸ 情緒・社会性

感情は行動となって表れるものです．子どもの社会性は，そこに応えてくれる人がいることで育まれていきます．応答してくれる人との間に，情緒的な絆があることが前提です．コミュニケーションをとる人に対し，愛着があればこそ育つものなのです．赤ちゃん時代の情緒は，興奮と快・不快を表す程度です．幼児期に向かうにつれて，怒り，嫌悪，恐れ，愛情などの情緒が生まれ，その性格も細かく枝分かれしていきます（**図 3-6**）．

● **乳児期**

赤ちゃんは，生後 2 か月ころには，あやすと笑います．とても愛らしい姿です．3〜4 か月には声を出して笑うようになります．6 か月ころになると見慣れない人には不安や恐れを感じるようになります．母親以外の

従属節
複文（文中の主語と述語を含む文節が，ほかの文節の修飾語になっている文）で，主節ではないほうを，従属節といいます．
例：**春が来ると**，花が咲く．
（**太字**が従属節）

第 3 章 ● 子どもの心身の健康状態とその把握 　57

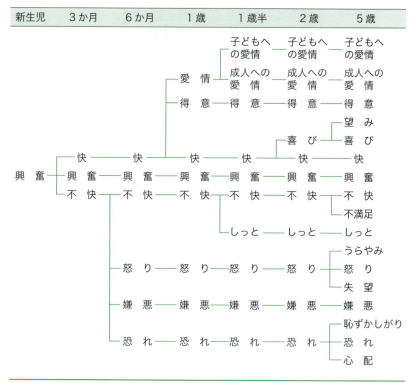

図 3-6 情緒の分化

(Bridges, K.M.B. 1932)

人に急に抱かれると泣き出すなど，人見知りが表れます．

● 幼児期

　幼児期になると情緒はさらに細かく分化します．たとえば他者への思いやりの気持ちが芽生えます．また自我を抑制して我慢ができるようになります．それらを経ることによって，いっそう自信がついていきます．5歳ではおとなとほぼ同じ情緒を感じるまでに成長しています．

❹ 発達検査

　発達の様子を判断することは，知能の発達状況や知能指数を知ることではありません．発達検査と知能検査はまったく違うものです．
　発達を正しく知るためには，検査方法などについて技術が必要な場合があります．検査と判定は慎重に行いましょう．発達をみるためのスクリーニング法として，次のような検査があります．

● 遠城寺式乳幼児分析的発達検査（九大小児科改訂版）

　適応年齢は0歳〜4歳7か月です．運動（移動運動・手の運動），社会性（基本的生活習慣・対人関係），言語（発語・言語理解）の発達状況を知ることができます．

●津守・稲毛式乳幼児精神発達診断

0～3歳用と3～7歳用があります．母親またはおもな養育者に質問した結果から，精神発達を，運動・探索・社会・生活習慣・言語の5領域で診断します．

●日本版デンバー発達判定法（DENVER Ⅱ）

0か月～6歳までが対象です．粗大運動，言語，微細運動－適応，個人－社会の4領域に分かれています．各判定項目について合格，不合格，拒否などを記録します．個々の項目の判断から，全体の発達の判定を行います．

健康診断

❶ 健康記録の管理

保育所では保健室にすべての健康記録を保管し，担当者が管理するようにしたいものです．嘱託医や地域の専門家からの問い合わせがあれば，ここが中心になって対応するようにします．保育所での健康記録の管理は，記録のまとめ方，整理のしかた（ファイリング）をどのようにするかがとても大切です．

一例として，神奈川県医師会保育園医部会の平成14年度調査研究事業として行われた事例をあげておきます．「保育所における望ましい健康台帳」づくりのために設置された小委員会がとりあげた問題・課題です．

●健康台帳

健康台帳は少なくとも次の3枚が必要です．

　・健康記録（A：**表3-5**）
　・健康記録（B：**表3-6**）
　・成長曲線（男・女）

健康記録（A）　健康台帳の1ページ目に綴じるのがよいでしょう．入園が決まったら保護者に渡して，入園日までに書いて出してもらうようにします．母子健康手帳の記録をみながら，入園までの健康診断や予防接種歴やかかりつけ医などの情報がおもに記入されます．

記録内容は看護師がチェックし，不明な点や問題点があれば，保護者に確認しましょう．保育生活のなかでとくに留意しなければならない問題については，嘱託医に相談して対応を決めましょう．

予防接種は，近年，接種可能なワクチンが増えてきました．わかっているものは記入できるように用意しておきます．これからもまだ増えることが予想されるので，多少余白を残しておきましょう．また入園後も追加接種などがありますから，ときどきチェックして記録してください．

表 3-5 健康記録 A

ふりがな **子ども氏名**	性別　　　生年月日 （男・女）　　年　　月　　日生まれ
保護者	氏名　　　　　　　　　　　　　　　続柄 住所
同居者	兄, 弟, 姉, 妹, 父, 母, その他（　　　　　　　　　）
既往歴	
妊娠, 出産	異常　なし・あり（　　　　　　　　　　　　　　　）
出生時	在胎　　　　週, 体重　　　　g, 身長　　　　cm
アレルギー歴	なし・あり（　　　　　　　　　　　　　　　　　）
けいれん	なし・あり（　　　　　　　　　　　　　　　　　）
病気の記録	麻しん　　歳, 風しん　　歳, 水痘　　歳, 流行性耳下腺炎　　歳 心疾患　なし・あり（　　　　）, 腎疾患　なし・あり（　　　　） 入院　なし・あり（　　　　　　　　　　　　　　　） その他
予防接種歴	BCG
	ロタウイルス
	ジフテリア, 破傷風, 百日咳, ポリオ（4 種混合）
	日本脳炎
	麻しん
	風しん
	水痘
	おたふくかぜ
	B 型肝炎
	その他
入園までの健康診断	異常　なし・あり（　　　　　　　　　　　　　　　）
入園までの発育	順調・問題（　　　　　　　　　　　　　　　　　）
かかりつけ医	なし・あり（　　　　　　　　　　　　　　　　　）
備　考	

その他の予防接種

　小児が接種可能な予防接種には, 肺炎球菌, 髄膜炎菌, インフルエンザ菌 b 型（Hib）などもあります. いずれも予防効果が高く, 接種が推奨されます.

（表 3-5, 3-6 ともに神奈川県医師会保育園部会 平成 14 年度調査研究事業：保育所における望ましい健康台帳より）

表 3-6　健康記録 B

ふりがな 子ども氏名								
気になること			0 歳児	1 歳児	2 歳児	3 歳児	4 歳児	5 歳児
	保護者							
	保育士							
身体計測値	4 月	身長	cm	cm	cm	cm	cm	cm
		体重	g	g	g	g	g	g
	5 月	身長	cm	cm	cm	cm	cm	cm
		体重	g	g	g	g	g	g
	6 月	身長	cm	cm	cm	cm	cm	cm
		体重	g	g	g	g	g	g
	7 月	身長	cm	cm	cm	cm	cm	cm
		体重	g	g	g	g	g	g
	8 月	身長	cm	cm	cm	cm	cm	cm
		体重	g	g	g	g	g	g
	9 月	身長	cm	cm	cm	cm	cm	cm
		体重	g	g	g	g	g	g
	10 月	身長	cm	cm	cm	cm	cm	cm
		体重	g	g	g	g	g	g
	11 月	身長	cm	cm	cm	cm	cm	cm
		体重	g	g	g	g	g	g
	12 月	身長	cm	cm	cm	cm	cm	cm
		体重	g	g	g	g	g	g
	1 月	身長	cm	cm	cm	cm	cm	cm
		体重	g	g	g	g	g	g
	2 月	身長	cm	cm	cm	cm	cm	cm
		体重	g	g	g	g	g	g
	3 月	身長	cm	cm	cm	cm	cm	cm
		体重	g	g	g	g	g	g

		0 歳児	1 歳児	2 歳児	3 歳児	4 歳児	5 歳児
前期健康診断記録	年月日	年 月 日	年 月 日	年 月 日	年 月 日	年 月 日	年 月 日
	身体発育	良,	良,	良,	良,	良,	良,
	運動機能	良,	良,	良,	良,	良,	良,
	精神発達	良,	良,	良,	良,	良,	良,
	視覚, 聴覚	良,	良,	良,	良,	良,	良,
	総合判定	良,	良,	良,	良,	良,	良,
	園医　印	印	印	印	印	印	印

		0 歳児	1 歳児	2 歳児	3 歳児	4 歳児	5 歳児
後期健康診断記録	年月日	年 月 日	年 月 日	年 月 日	年 月 日	年 月 日	年 月 日
	身体発育	良,	良,	良,	良,	良,	良,
	運動機能	良,	良,	良,	良,	良,	良,
	精神発達	良,	良,	良,	良,	良,	良,
	視覚, 聴覚	良,	良,	良,	良,	良,	良,
	総合判定	良,	良,	良,	良,	良,	良,
	園医　印	印	印	印	印	印	印

注意事項						
備　考						

在園中の病気の記録などはその都度追加しておきましょう.

かかりつけ医については確認しておき，かかりつけ医がいない場合は早急につくるよう指導してください.

健康記録（B）　入園後の定期健康診断のたびに，結果を記録していくために使用します.

子どもの健康で，保護者側で気にしていることについては，担任の保育士が健診の前にそれを把握し，健康台帳に書き込んでおきましょう．また保育士自身も気になることがあれば同様に書き込みます．健診時，嘱託医と一緒に表をみながら相談することができます.

身長と体重は毎月はかります．健康記録（B）に結果を記入しますが，同時に成長曲線もグラフにしておくとよいでしょう．嘱託医が診察するときの参考になります.

健診の結果の記録は，6年間（0歳児保育からの場合）の記録を1枚の紙に記入できるものがみやすく，使い勝手もよいでしょう.

❷ 健康診断

保育所での健康診断は学校保健安全法に準じて行われています．2回以上の定期健康診断と，必要に応じて臨時の健康診断を行うことが定められています.

入園前の健康診断を実施しているところもありますが，入園前はまだ在園児ではないため扱いがむずかしいようです.

●前期健康診断（5〜6月）

新しいクラスになってまもないこの時期は，子どもたちは不安や緊張で十分になじんでいないことによる反応が出ることがあります．そのため，運動機能や精神的なものの判定を保留にすることもあります.

身長・体重などの身体計測のほか，予防接種の確認，保育所において気をつけることなどを確認しておきましょう.

●後期健康診断（9〜10月）

いくつかの行事もこなし，クラスにもなじんできて，運動機能や精神的な様子がよくわかる時期の健診になります．保育士側にとっても，個々の園児の状況把握ができているので，充実した機会となるでしょう.

●入園前健康診断（2〜3月）

入園前は在園児ではないため，保育所の健診として位置づけるのはなかなかむずかしいようです．しかしこの時期に，集団での保育生活に支障がないか，また予防接種なども含めて入園までに準備することがないかなどを確認するためにも，必要な健診と考えられますので，行政と相談してぜひ実現させたいものです．保護者同伴の健診が望まれます.

●健診後の相談

　健診は，実施してそれで終わり，というのではあまり大きな成果は期待できません．健診の結果は，通常は嘱託医から保育士に伝え，保育士から保護者へ説明する流れになっていますが，保護者からの疑問や質問，相談などがあれば，嘱託医ができるだけ協力し，フィードバックします．また，嘱託医は保護者・保育士・看護師などと面談したり，ときには保育士や保護者を対象とした研修会を開いたりして，問題点の理解や解決法への提案などを積極的に行う必要があります．

> **COLUMN**
>
> ### 小学校との連携
>
> 　保育所保育指針に「小学校との連携」が明記され，各地域において連携が進められています．保育所保育で育まれた資質や能力をふまえ，小学校教育が円滑に行われるよう，「保育所児童保育要録」が小学校へ送付されるようになりました．保育要録には，子ども一人ひとりの保育に関する事項や育ちにかかわる事項などが記載されています．また，子ども同士の交流，教師間の交流，合同での研修会や連絡会の実施など，さまざまな取り組みがなされています．

4 保護者との情報共有

❶ 子どもの健康状態

　子どもの健康状態は，連絡帳を利用して家庭と保育所で共有します．登園・降園時の子どもの様子にも気をつけましょう（**表3-7**）．

表3-7　登園・降園時の子どもの健康情報

登園時（保護者→施設）	降園時（施設→保護者）
前夜の就寝時間，起床時間 機嫌，食欲，元気，顔色，発熱，排便（性状） 気になること（いつもと違う）	けが，トラブル 機嫌，食欲，元気，顔色，発熱 気になること（いつもと違う）

❷ 感染症の罹患と流行

●感染症の流行の兆しがあるとき
　掲示板に保育所の感染症情報を掲載して，保護者に予防対策や注意事項などを知らせます．

●感染症が流行しはじめたとき
　掲示板に保育所の感染症情報・速報を掲載します．
　保健だよりを出し，流行している感染症の基礎知識，対応のしかたなどを，保護者に広く知らせます．園児がかかったときの対応，および家族がかかった場合の連絡などを具体的に知らせておくことが大切です．

❸ 子どもの発育・発達の状態の共通認識

●健康診断前
　あらかじめ保護者から，気になることや嘱託医に相談したいことなどを確認しておきましょう．

●健康診断時
　担任の保育士が立ち会い，身体発育，運動および精神発達，さらに集団生活における適応などについて気になることを嘱託医に伝え，診断結果や嘱託医の意見を記録しておきます．

●健康診断後
　健康診断の結果を記録した健康診断報告書を保護者に手渡します．その際に，健診の結果を母子健康手帳などに転記しておくよう指導します．

4

子どもの疾病の予防およびの適切な対応

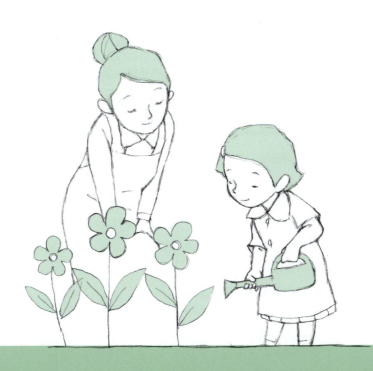

1 感染症

A 感染症の基礎知識

① 感染症とは

　ウイルスや細菌などの病原体が口や鼻，皮膚，粘膜など（感染経路）から体内へ侵入し，発育・増殖した状態を「感染した」といいます．わたしたちのからだには病原体に対する感受性があり，免疫などをもたない「感受性が高い」状態では病原体の発育・増殖が激しく，発熱やせきなどの症状が出てしまいます．この状態を「発病」といいます．

> **感染症が発生する3つの要因**
> ① 病原体を排出する「**感染源**」
> ② 病原体が人や動物に伝わり，広まるための「**感染経路**」
> ③ 病原体に対する「**感受性**」が存在する人（宿主）

感受性が高い
　病気に対する免疫をもたない状態を感受性が高いといい，その状態で感染すると発病しやすくなります．病気にかかったり，予防接種を受けることにより，その病気に対する抗体ができ，免疫を得ることができます．

② 感染経路

●**飛沫感染**
　感染している人の鼻汁や唾液には病原体が含まれています．そのため，せきやくしゃみをすると1.5～2m周囲にまき散らされてしまいます．この病原体を吸い込んだり，飲み込んだりすることによって感染します．多くの感染症が飛沫感染しますので，その予防対策として，マスク，手洗いが効果的です．

●**空気感染（飛沫核感染）**
　感染している人から飛沫，嘔吐物，便として排出された病原体が乾燥して細かい粒子となり空気中を浮遊します．それを吸い込むことで感染します．これを空気感染といい，麻しん，水痘，結核，ノロおよびロタウイルスなどで起こります．新型コロナウイルスもこの部類に入ります．

●**接触感染**
　感染している病巣に触れて直接感染する場合と，病原体で汚染されたものを介して間接的に感染する場合があります．とびひ（伝染性膿痂しん），水痘，水いぼ（伝染性軟属腫），ノロおよびロタウイルスなどウイルス性胃腸炎などの多くは接触感染です．意識してしっかり手を洗いましょう．

感染経路（イメージ）

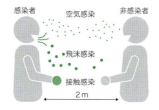

●経口感染

糞口感染ともいわれます．トイレのあとの手洗いが不十分なまま，汚れた手で調理したり食事をしたりすると感染します．食中毒は，汚染された食べものを食べることで起こります．腸管出血性大腸菌感染症，ウイルス性胃腸炎などがあります．よく手洗いをすることが大切です．また，食べものは十分加熱調理するとよいでしょう．

❸ 感染症の分類

保育所における感染症の分類は学校保健とは異なり，医師の意見書が望ましい感染症と，保護者の登園届が望ましい感染症とに分けられています（表4-1）．

●登園のめやす

登園してもよい時期について，すべての感染症の回復期において，保育所では登園するための前提となる条件を2つ設けています．

> **登園するための2大前提（保育所における感染症対策ガイドライン）**
> 1　感染力が低下して，登園しても集団発生などにつながらない．
> 2　子どもの健康（全身）状態が，毎日の集団生活に支障がないところまで回復している．

出席停止の日数のかぞえ方

日数のかぞえ方は，その現象がみられた日は算定せず，その翌日を第1日とします．たとえば「出席停止期間：解熱後3日を経過するまで」の場合，解熱を確認した日が月曜日であれば，その日はかぞえずに，3日（火・水・木）を経過して，金曜日から出席可能，ということになります．

インフルエンザにおいて「発症した後5日」の場合の「発症」とは，発熱の症状が現れたことをさし，日数をかぞえる場合は，発症した日（発熱がはじまった日）は含まず，翌日を第1日とかぞえます．

登園のめやす

2012年4月，学校保健安全法施行規則の一部改正が行われました．保育所と幼稚園では同じ基準で運用されることになりました．

表4-1　感染症の分類

医師の意見書が望ましい感染症 （12疾患）	①麻しん（はしか） ②インフルエンザ ③風しん ④水痘（水ぼうそう） ⑤流行性耳下腺炎（おたふくかぜ，ムンプス） ⑥結　核 ⑦咽頭結膜熱（プール熱） ⑧流行性角結膜炎 ⑨百日咳 ⑩腸管出血性大腸菌感染症（O157，O26，O111など） ⑪急性出血性結膜炎 ⑫髄膜炎菌性髄膜（侵襲性髄膜炎菌感染症）
保護者の登園届が望ましい感染症 （9疾患）	①溶連菌感染症 ②マイコプラズマ肺炎 ③手足口病 ④伝染性紅斑（りんご病） ⑤ウイルス性胃腸炎（ノロウイルス，ロタウイルス） ⑥ヘルパンギーナ ⑦RSウイルス感染症 ⑧帯状疱しん ⑨突発性発しん

第4章 ● 子どもの疾病の予防および適切な対応

知っておきたい子どもの感染症

子どもの感染症のおもなものを図4-1にまとめました．

●麻しん（はしか）

3～4日発熱があり，その後全身に赤い発しんが出る．その後も発熱・せきが続き，いつものかぜとは違う重症感がある．肺炎の合併が多く，まれに脳炎も起こすことがある．予防接種が有効だが，2回以上の接種が必要．
登園のめやす：解熱した後3日を経過してから．

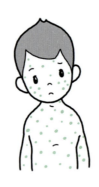

●インフルエンザ

突然の高熱ではじまり，せき，鼻水などかぜの症状を伴う．流行期にはすぐ診断がつくが，夏や秋ではむずかしいこともある．よく効く治療薬もあるので，早めに治療を受ける．
登園のめやす：発症（発熱）後5日が経過し，かつ解熱後3日を経過してから．

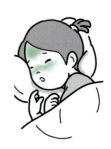

●風しん（三日ばしか）

発熱に伴って細かな赤い発しんが全身に出る．首のまわりのリンパが腫れる．麻しんのような重症感はない．ただし，妊娠初期の妊婦が感染すると胎児に先天性風しん症候群（p.69参照）が発症する確率が高くなる．予防接種が有効だが，2回以上の接種が必要．
登園のめやす：発しんが消失してから．

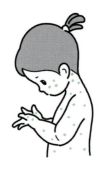

●水痘（水ぼうそう）

非常にかゆみの強い小さな水疱が全身に出る．手のひら，足の裏など硬い皮膚にはあまり出ない．熱を伴うこともある．
登園のめやす：すべての発しんが痂皮化してから．

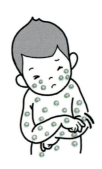

●流行性耳下腺炎（おたふくかぜ，ムンプス）

耳の下が腫れ，2～3日でしだいに頬全体が腫れてくる．腫れはじめてから5日経てばほとんどつらくなくなる．
登園のめやす：腫れはじめて5日経ち，元気になってから．

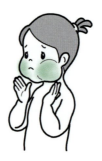

●突発性発しん

高熱が3日続き，熱が下がってきたところに細かい赤い発しんが全身に出てくる．あまり重症感のない病気．
登園のめやす：熱が下がり機嫌がよくなれば可能．

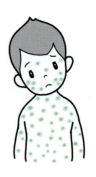

図4-1　知っておきたい子どもの感染症

●伝染性膿痂しん（とびひ）

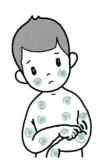

虫さされや湿しんなどを爪で引っかくと皮膚のバリアーが壊れ、そこから細菌が入り込み、5〜10mm大のぶよぶよとした水疱ができる．この水疱はすぐ壊れて、しだいにじゅくじゅくしてくる．このじゅくじゅくを触った手でほかの部分をかいたりすると、さらにそこに水疱ができる．
休園のめやす：じゅくじゅくした部位が何か所もできてしまったとき、また覆うことができないほど患部が大きくなってしまったら、集団保育は休むこと．

●手足口病

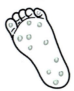

手のひら、足の裏、口の中に小さな水疱ができる．頭痛があれば、すぐ医師の診断を受ける．
休園のめやす：口内炎がひどく食事がとれないような状態のときは、集団保育は休むようにする．

●ウイルス性胃腸炎

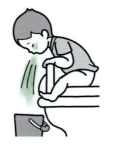

夏かぜや、冬のロタおよびノロウイルスなど種々のウイルスで発病する．年間を通じて最も多い感染症である．

これらの原因となるウイルスは胃腸炎が治っても、その後1か月以上も便のなかに多く潜んでいるため、意識的によく手洗いをすることが大切．
登園のめやす：元気になりいつもと同じ食事がとれるようになってから集団保育へ戻ること．

デング熱

蚊を媒介としたデングウイルスによる急性の感染症で、2014年に国内での感染が約70年ぶりに報告されました．発熱や頭痛、筋肉痛などがおもな症状です．予防法としては、長袖・長ズボンなどで蚊に刺されないように注意します．

先天性風しん症候群

妊娠初期の女性が風しんにかかると、胎児が風しんウイルスに感染します．そうなると、難聴、心疾患、白内障、そして精神や身体の発達の遅れなどの障害をもった赤ちゃんが生まれる可能性があります．風しんワクチンを接種することによって、予防ができます．

図4-1　つづき

C 感染症の予防と対策

① 保育所で対応できる感染症

●おもな感染経路が飛沫感染および接触感染である場合

マスク，手洗いなどの基本的な衛生教育を徹底することで，感染の拡大防止に，かなりの効果が期待できます．学校ではこれで十分対応できますが，保育所の場合，とくに2歳未満児には，マスク着用は推奨されておらず，手に触れるものは何でもなめまわす，床をはいずりまわるなどの行動で，感染を防ぐにはかなりむずかしい問題を抱えています．

●予防接種により発症が予防できる感染症

麻しん，風しん，日本脳炎，肺炎球菌，インフルエンザ菌b型（Hib）などは予防接種が受けられます．

② 保育所では対応困難な感染症

●空気感染がおもな感染症

麻しん，水痘，結核．

ノロおよびロタウイルスでは，吐しゃ物からの空気感染もあります．

●診断がつく以前から感染力が強い感染症

麻しん，水痘，流行性耳下腺炎，インフルエンザ，百日咳など．

新型コロナウイルスも，発症前から感染力が強いとされています．

●不顕性感染が多い感染症

RSウイルス感染症，マイコプラズマ肺炎，百日咳，風しん，流行性耳下腺炎，溶連菌感染症など．

③ 保育所でとくに注意が求められる感染症

●潜伏期の長い感染症

潜伏期（まだ症状が出ていないけれども，からだのなかに細菌やウイルスがすでに入って増殖しはじめている時期）が10日以上ある感染症（**表4-2**）では，感染していても潜伏期間は保育所へ登園し，通常の集団生活をしています．しかし，これらのどの感染症も，少なくとも発症の1〜2日前からかなりうつりやすい状態になっています．したがって，これらの感染症は，保育所で1人目が発症したときには，すでに周囲に数人は感染していると考えなければなりません．

また，これらの感染症では，園児が休む以前に周囲へうつしてしまっているため，回復期に入った園児をいつまでも休ませても感染の拡大を予防する効果はありません．軽い症状で経過し，元気であれば，なるべく早く

食事中の注意点

集団での食事は，子ども同士が濃厚接触しやすい場面です．子ども同士の距離を離す，静かに食べさせるなどの配慮が必要です．

不顕性感染

感染はしても感受性が低い（免疫がある）と発病しない状態をいいます．ただし，体内には病原体が発育・増殖しており，感受性が高い（免疫のない）人にはうつすおそれがあります．風しん，流行性耳下腺炎，百日咳，溶連菌感染症，さらに3歳以上ではRSウイルスやマイコプラズマ肺炎などでみられます．

潜伏期

感染して発病するまでの期間のことです．この期間では病気の症状は出ていませんが，病原体が体内で発育・増殖している最中ですので，感受性の高い（免疫のない）人にはうつすおそれがあります．

表4-2　潜伏期が10日以上ある感染症

保育所でよくみるもの	①麻しん ②風しん ③流行性耳下腺炎（おたふくかぜ） ④水痘（水ぼうそう） ⑤マイコプラズマ肺炎
気をつけなければならないもの	①結核 ②B型肝炎

表4-3　不顕性感染の多い感染症

保育所でよくみるもの	①風しん ②流行性耳下腺炎 ③百日咳 ④マイコプラズマ肺炎 ⑤RSウイルス感染症 ⑥溶連菌感染症
気をつけなければならないもの	①結核 ②B型肝炎

通常の保育生活に戻してあげられるようにしたいものです．

●不顕性感染の多い感染症

　保育所でよくみる，不顕性感染の多い感染症を**表4-3**に示しました．

　症状の出ていない不顕性感染の園児から，周囲に感染する場合があります．この場合，症状が出た園児をいくら長く休園させても，流行を抑える効果はほとんどありません．ほかの元気な不顕性感染児によって流行は拡大してしまうのです．したがって，回復して元気になった園児は，なるべく早く通常の保育生活に戻すべきでしょう．

❹　予防接種

　乳児期から集団生活をはじめる子どもは，あらゆる病気に対する免疫が低く（感受性が高く）なっています．感受性を低くするための最も安全な対策が予防接種です．麻しん，水痘などは空気感染するので，予防接種を受けて，感受性を低くしておく以外に防ぐ対策がありません．そのほか，風しん，ロタウイルス，肺炎球菌，インフルエンザ菌b型（Hib）などの予防接種は入園前に受けましょう．

　また，職員も感染源とならないために，予防接種歴や罹患歴を把握して，必要な予防接種を受けるようにします．

　園児全員が予防接種を受け，感受性を低くしておくと，施設内での流行を抑えることができます．

第4章 ● 子どもの疾病の予防および適切な対応　71

2 アレルギー疾患

A 保育所で問題となるアレルギー疾患

アレルギー疾患とは，本来は生き物として自分のからだを守るための反応である「免疫反応」が過剰に引き起こされ，ある物質や食物に対して過敏症状となっていることをいいます．

鼻水が止まらない，せきが止まらないなどの症状により，会話ができなくなったり，睡眠が十分にとれなくなったりします．このように，日常生活に支障をきたすようになると「アレルギー疾患」と診断されることになります．

園児がかかるおもなアレルギー疾患を表4-4にあげました．乳児期から問題となるアトピー性皮膚炎，食物アレルギー，さらに幼児期からしだいに増えるアレルギー性鼻炎，アレルギー性結膜炎および気管支喘息などがあります．

そのなかで，特定の食物を食べたあとに皮膚・粘膜，消化器，呼吸器，ときには全身に症状が出るアレルギーを「食物アレルギー」といい，保育所生活のなかで最も問題となるアレルギー疾患です．

アレルギーをもつ子の親の会

食物アレルギーをもつ子どもの親同士が，情報交換や交流を通してサポートしあう会です．全国各地で活動が行われています．食物アレルギーやアナフィラキシーへの理解を深め，広めていく活動なども行っています．

ステロイド剤の使い方

アトピー性皮膚炎にはステロイド剤が処方されることがあります．

ステロイド剤はその強さによって5段階に分かれています．かかりつけ医とよく相談して使います．症状がおさまったら，いつまでも使い続けないようにしましょう．

表4-4 アレルギー疾患の種類

アトピー性皮膚炎 （乳児期から）	アトピー素因をもった子に乳児期から症状が出るかゆい湿しんで，よくなったり悪くなったり，場所や症状が変化しながら長年続く．ひどくならないために，日々こまめなスキンケアを行う．
食物アレルギー （乳児期から）	乳児期より卵，牛乳，小麦などを食べると皮膚や粘膜，消化管などに特有の症状が現れる．ときにアナフィラキシー症状を起こすおそれがある．
アレルギー性鼻炎 （幼児期から増える）	食物アレルギーとともに最近乳幼児にも増加してきている症状で，ほとんどが薬を日に1～2回（家庭で）飲むだけでひどくなることはない．保育所で対応することはほとんどない．
アレルギー性結膜炎 （幼児期から増える）	最近少しずつ増えてきていて，内服薬と目薬で治療している子が出てきている．ただし，保育所で対応することはほとんどない．
気管支喘息 （幼児期から増える）	年長児になると多少みられるようになる．予防薬がよくなり，保育所でひどい発作を起こすことはほとんどない．ただ，運動することによって発作の起こるタイプが増えてきていて，まれにひどくなることがある（運動誘発喘息）．発作時の対応については，主治医の指示を守るようにする．

B 食物アレルギーとは

「保育所におけるアレルギー対応にかかわる調査研究」(2009年,財団法人こども未来財団)の調査を紹介します(図4-2,3,4).

2008年度の1年間,保育所内での誤食事故で医療機関を受診した事例を全国的に調査しました.結果は全国の保育所の30%で,医療機関を受診するような誤食事故を経験していることがわかりました.

食物アレルギーをもつ子のうち,約10%がアナフィラキシーショックを引き起こす危険性があるといわれています.乳幼児の生命を守るために,食物アレルギーの対応はしっかりと行われるべきです.

なお,小学生で食物アレルギーをもつ子どもは2.8%,保育所では4.9%と倍近い高率となっています.とくに3歳以下では小学生の2倍で,1歳では3倍以上という結果が出ています.

食物アレルギーの原因食として,まず,いちばん多いのが鶏卵で全体の50%を占めます.続いて牛乳(20%),小麦(7%),大豆およびナッツ類(5%)となっています.

> **誤食事故**
> 全国のほとんどの保育所では,アレルギーの原因となる食物を,給食やおやつから取り除いて調理し,提供しています(除去食).しかし,実際は以下のような原因で,誤食事故が起きています.
> ・配膳の間違い
> ・他児の普通食を食べてしまう
> ・除去が不完全(混入あり)
> ・調理担当者から保育士への伝達もれ など

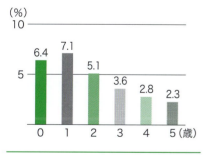

図4-2 食物アレルギーの有病率

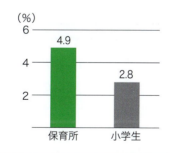

図4-3 食物アレルギーの有病率の比較

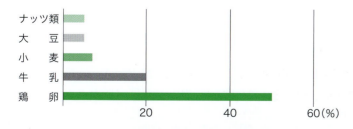

図4-4 保育所における食物アレルギーの原因食

(図4-2,4-3,4-4ともに財団法人こども未来財団:「保育所におけるアレルギー対応にかかわる調査研究」,厚生労働省,保育所におけるアレルギー対応ガイドライン,2011,2019)

❶ 食物アレルギーの原因

多くの場合，食物に含まれるたんぱく質が原因となって起こります．消化管から吸収されたたんぱく質により，血液中に抗体（IgE）がつくられます．血液中にすでに抗体ができたあと，同じたんぱく質（アレルゲン，抗原）を食べて体内に入ると，抗原と抗体が合体します．それが皮膚，呼吸器，消化器の粘膜に達すると，さまざまなアレルギー反応が出ます．これらのことから，はじめて食べた食品でアレルギー反応が出ることはまずありません．

❷ 食物アレルギーの症状

特定の食物を食べたあとに，表4-5 に示すような症状が現れます．

症状のなかでいちばん多いのが皮膚症状（90％）です．粘膜，消化器，呼吸器の順に症状が出てきます．はじめのうち，症状は限られた部位に出ますが，しだいに全身に広がっていきます．症状がどのくらい重いかをはかるには，症状の出ている部位がどのくらいか，また症状がどれくらい強く出ているかで判断します．

呼吸器や消化器など多臓器の症状が出てきた場合には，アナフィラキシーショックに陥る危険性が高くなってきますので，病院への緊急搬送も含めて十分注意が必要になります．

❸ アナフィラキシーとその対応

アレルギー反応が，複数の臓器にわたって急激に出る状態をアナフィラキシーといいます．症状の一例としては，口唇が腫れ，みるみるうちに顔面にじんましんが出て，それが全身に広がっていくなどです．

このアナフィラキシーに，じんましんの症状が増し，「ゼーゼー」という呼吸器症状が加わってくると状態が悪化しているサインです．アナフィラキシーショックに陥ると，生命に危険が及ぶこともありますので，緊急事態として対応してください．

表4-5　食物アレルギーの症状

発症部位	症　状
皮　膚	かゆみ，じんましん，湿しん，紅斑，むくみ
粘　膜	充血，腫脹，むくみ，かゆみ，涙が出る
消化器	吐き気，嘔吐，腹痛，下痢，血便
上気道	口唇のかゆみ，腫れ，イガイガ，くしゃみ，鼻水，鼻閉
下気道	せき，ゼーゼー（喘鳴），呼吸困難
全　身	頻脈，血圧の低下，ぐったり，意識が低下ししだいに喪失

●アナフィラキシーの対応

アナフィラキシーショックを疑わせる症状が出たら，ただちに緊急搬送体制を整えます．保護者などからエピペン®（アナフィラキシーショックをやわらげる注射）を預かっている場合には注射をしましょう．マニュアルなどの手順に従って専門の病院などへ搬送します．

COLUMN

エピペン®について

一度，アナフィラキシーショックを起こすと，再び同じ発作が起こったとき，搬送前のなるべく早い段階で応急処置ができるように，主治医などからエピペン®を処方されます．発作時，自分で自分のいのちを救うために打つ注射です．乳幼児や子どもには，保護者や周囲の人が代わりに打ってあげるなどサポートしてください．エピペン®を打てば必ずしも症状がやわらぐとは限りませんので細心の注意を払いましょう．

・いつ打つのか～時期をのがさず，すみやかに

皮膚症状にゼーゼーという呼吸器症状が加わったらアナフィラキシーショックに陥る可能性があります．一緒にいるおとながすみやかにエピペン®を注射します．その後，すみやかに専門の医療機関に搬送します．医師の指示に従って，すべての反応がおさまるまで様子と経過をみます．

・保護者から「エピペン®を預かってもらいたい」と依頼されたら？

まずは嘱託医と相談しましょう．そのうえで保護者と面会をします．保育所での緊急時の搬送体制（緊急搬送マニュアルの参考文書があればそれも提示）について詳しく説明します．そのうえで，どの時点でエピペン®を打ってもらいたいのかを確認しましょう．その後，園児の症状に合わせたその子専用の緊急搬送マニュアルを作成し，エピペン®注射についても重要事項として記入しておきます．保護者に確認してもらうことはもちろん，嘱託医とすべての職員の合意をはかります．この一連の手続きのあと，エピペン®を預かるということになります．

緊急搬送マニュアル作成に合わせて，エピペン®の取り扱い講習会を企画・開催するとよいでしょう．すべての職員がエピペン®注射のトレーニングを受け，誰もが扱えるようにしておくことが望まれます．

---

❹ 保育所における除去食の対応

保育所は，子どもの健やかな発育・発達を保障しなければなりません．園児に食物アレルギーがあり，原因食物がはっきりすれば，保育所内でアレルギー事故が起こらないよう，その食物を除去します．ただし，除去食品の品目が多くなると，発育・発達に悪い影響が及ぶことも考えられます．

したがって，多品目についての除去申請は，保育所内だけで決定せず，地域の専門家を含むアレルギー専門部会のような組織のなかで，申請が適正なものかを慎重に検討して対応するべきでしょう．

3 口と歯の健康

A 子どものむし歯

❶ むし歯の原因

　むし歯のでき方を知っていますか．細菌（ミュータンスレンサ球菌）が口のなかの糖分を分解して歯の表面に貼りつくことからはじまります．これを放っておくとそこに「酸」が発生し，エナメル質を溶かしていくことになります．むし歯のでき方には**図4-5**のように，4つの要因がかかわり合っていることがわかっています．

　子どものむし歯は進行が速く，むし歯のできる場所に年齢的変動があるという特徴があります．とくにむし歯の起こりやすい場所は**図4-6**のとおりです．

　口のなかは唾液が分泌されています．食事や甘い飲みものをとると，一時的に口のなかのpHが酸性になりますが，唾液の働きで少しずつ中性に

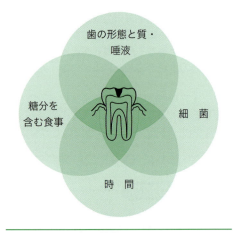

図4-5　むし歯の原因

(Newbrun,E.,1978)

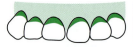

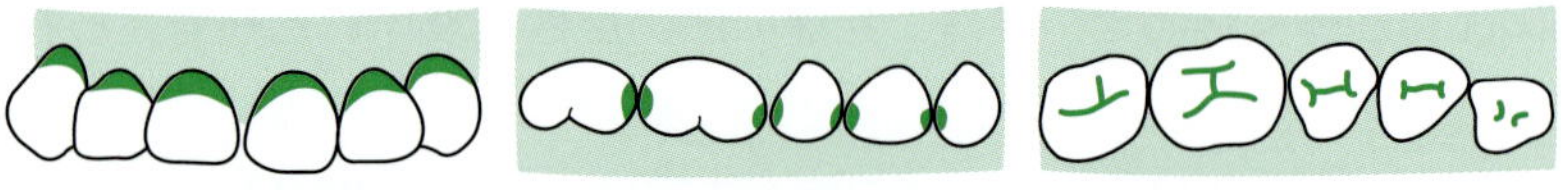

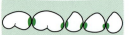

①歯と歯肉が接する面　　②歯と歯が接する面　　③臼歯のかみ合わせの溝
　（上あごの場合）　　　　（上からみたところ）

図4-6　むし歯が起こりやすいところ

戻ります．しかし，たえず飴をなめていたり，甘い飲みものをだらだらと飲んでいたりすると，唾液による自浄作用が起こりづらくなります．もちろん，むし歯の大きな原因となってしまいます．

●哺乳びんむし歯

　乳幼児期に，乳酸飲料やイオン飲料など，糖分を含む飲みものを哺乳びんで飲む習慣がある子は気をつけましょう．とくに寝る前や夜間は与えてはいけません．続けていると，上の前歯に広範囲にわたるむし歯（哺乳びんむし歯）ができてしまうことがあります．

> **COLUMN**
>
> ### イオン飲料・スポーツ飲料
>
> 　イオン飲料やスポーツ飲料を積極的に与える保護者がいます．健康によいと考え，汗をかいたときや入浴後に，決まって飲ませているケースがあります．
>
> 　下痢や嘔吐，発熱時には手軽に軽度の脱水を改善できますが，習慣的に飲むことはおすすめできません．
>
> 　イオン飲料・スポーツ飲料は酸性で多くの糖分が含まれています．水代わりに頻繁に飲むと，むし歯の原因となります．そればかりではなく，肥満になったり，食欲不振を引き起こして栄養不足となることがあります．イオン飲料の多量摂取による乳幼児のビタミン B_1 欠乏が報告されています．授乳期・離乳期を通して，基本的に摂取の必要はないとされています（授乳・離乳の支援ガイドより）．
>
> 　水分補給は，水や麦茶など糖分を含まないものにしましょう．

❷ むし歯の予防

　1歳6か月児・3歳児健康診査では口と歯の健康状態についても，診査が行われることになっています．

　むし歯の予防には，歯ブラシで食べかすやプラーク（歯垢）を取り除くことが大切です．歯ブラシは植毛部が小さくて，柄のまっすぐなものが使いやすいでしょう（**図4-7**）．歯と歯の間にすきまがない場合は，デンタルフロスを用いると便利です（**図4-8**）．

　2歳ころまでは保護者が歯みがきしてあげるようにしましょう．子どもが歯ブラシに興味をもちはじめたら，少しずつ練習をはじめましょう．就学前までは子ども自身で十分に清掃することはむずかしいので，保護者が仕上げみがきをしてあげるようにします．仕上げみがきをするときには，おとなのひざの上に子どもの頭をのせるようにして寝かせます．こうすると頭が安定し，口のなかがよく見えてみがきやすいでしょう（**図4-9**）．

　歯ブラシを嫌がる子どもはよくみられます．そんなときには無理やりみがくのは逆効果です．「一緒にみがこうか」などといって，楽しい雰囲気づくりをします．遊びごころを交えながら「朝ごはんのあとは上の歯から

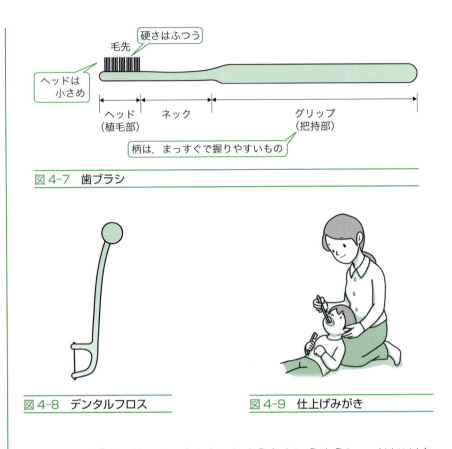

図 4-7 歯ブラシ

図 4-8 デンタルフロス　　図 4-9 仕上げみがき

みがこうね」「寝る前は下の歯からにしよう」というように，メリハリをつけるのもいいでしょう．保育所や幼稚園などの集団のなかで，食後に歯ブラシをする習慣をつけることも効果的です．

●多数歯のむし歯や不潔性歯肉炎

　1歳6か月児・3歳児健康診査，また保育所や幼稚園での歯科健診でむし歯を指摘されても放っておく保護者がいます．むし歯があると歯に汚れが付きやすく，むし歯がどんどん増えたり，不潔性歯肉炎につながることがあります．

　保護者は「乳歯はどうせ生えかわるから」と思っているのかもしれません．あるいは口のなかの健康に関心がないのかもしれません．

　とくに，衣服が汚れていたり，爪が長く伸びたりしていることが同時にみられるようなときは注意しましょう．ネグレクトの可能性があります．その子の家庭状況，育児環境をチェックし，改善に向けてサポートしていきます．

B 歯のけが

　子どもは転んだときなど，とっさに手をつくことができず，歯をぶつけることがあります．歯のけがで多いのは2種類あります．1つは，歯の

不潔性歯肉炎
口腔清掃が不十分なことが原因で起こることが多い病気です．歯の周囲や歯と歯の間の歯肉に炎症が起き，出血しやすくなります．

ネグレクト
第5章 p.99 参照

位置がずれたり抜け落ちてしまう脱臼です．もう1つは歯の一部が折れてしまう破折です．

歯が抜け落ちてしまったときには，抜け落ちた歯が乾燥するのを防ぐため，すみやかに薄めの食塩水（生理食塩水がよい）もしくは牛乳に浸けるようにします．もし，これらが用意できない場合，おとなの口のなかに入れるなどの応急処置でもかまいません．できるかぎり早く歯科を受診するようにします．

軽度の歯のけがでは，しばらくしてから歯が変色してくることがあります．歯の歯髄（神経）が死んでいることもあります．歯科医院で指示をあおぎ，経過をみてもらいましょう．

生理食塩水
体液と浸透圧がほぼ同じ約0.9％濃度の食塩水

食べる機能の発達

乳幼児期は「哺乳」「離乳食」「幼児食」そしておとなとほぼ同じものを食べるようになるまで，短時間に大きな食の変化を経験します．

哺乳は，生まれたばかりのときにすでにはじまっています．探索反射，口唇（捕捉ともいう）反射，吸啜反射は，「哺乳反射」といい，人間が生まれながらにもっている能力です．

その後，離乳食にはじまる「食べる」機能の発達は，著しいものがあります．歯やあごの発育は全身の成長・発達と深いつながりがあり，さまざまな体験学習のなかで段階的に身についていくものです（図4-10）．

反射
第2章 p.32 参照

❶ 離乳の進め方

離乳は子どもの様子をみながら生後5～6か月ころより開始します．この時期は，食欲や成長・発達においてとくに個人差の大きい時期です．
月齢の目安を気にしすぎたり，食事の1回あたり量の数値にとらわれ

離乳の進め方
食欲を育み，規則的な食事のリズムを整え，食べる楽しさを体験していくことを目標に進めます．

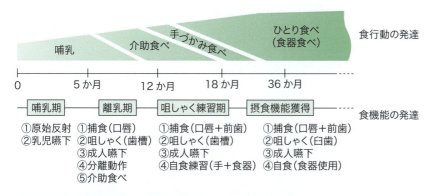

図4-10　食べる行動と機能の発達
（向井美惠編：食べる機能をうながす食事－摂食障害児のための献立，調理，介助－医歯薬出版，1995）

第4章 ● 子どもの疾病の予防および適切な対応　79

ることは避けましょう．その子どもが順調に成長しているかどうかを見守ることが大切です．

　月齢，年齢に見合った食べ方の発達があります．それに沿って食べさせ方を工夫するとよいでしょう（**表 4-6**）．

❷ 手づかみ食べ

　生後 1 歳を過ぎたころから，子ども自身で「手づかみ食べ」をはじめ

表 4-6　離乳の進め方の目安

		離乳の開始 ⟶			離乳の完了
		あくまでも目安であり，子どもの食欲や成長・発達の状況に応じて調整する			
		離乳初期 生後5〜6か月ころ	離乳中期 7〜8か月ころ	離乳後期 9〜11か月ころ	離乳完了期 12〜18か月ころ
食べ方の目安		・子どもの様子を みながら，1日 1回1さじずつ はじめる ・母乳やミルクは 飲みたいだけ与 える	・1日2回食で， 食事のリズムを つけていく ・いろいろな味や 舌ざわりを楽し めるように食品 の種類を増やし ていく	・食事のリズムを 大切に，1日3 回食に進めてい く ・共食を通じて食 の楽しい体験を 積み重ねる	・1日3回の食事 リズムを大切 に，生活リズム を整える ・手づかみ食べに より，自分で食 べる楽しみを増 やす
食事の目安	調理形態	なめらかに すりつぶした状態	舌でつぶせる かたさ	歯ぐきでつぶせる かたさ	歯ぐきでかめる かたさ
	Ⅰ 穀類 (g)	つぶしがゆからはじめる すりつぶした野菜なども試してみる 慣れてきたら，つぶした豆腐・白身魚・卵黄などを試してみる	全がゆ 50〜80	全がゆ90 〜軟飯80	軟飯80 〜ご飯80
	Ⅱ 野菜・果物 (g)		20〜30	30〜40	40〜50
	Ⅲ 魚 (g)		10〜15	15	15〜20
	または肉 (g)		10〜15	15	15〜20
	または豆腐(g)		30〜40	45	50〜55
	または卵 (個)		卵黄1〜全卵1/3	全卵1/2	全卵1/2〜2/3
	または乳製品(g)		50〜70	80	100
歯の萌出の目安			乳歯が生えはじめる		1歳前後で前歯が 8本生えそろう 離乳完了期の後半 ころに奥歯（第一 乳臼歯）が生えは じめる
摂食機能の目安		口を閉じて取り込みや 飲み込みができるように なる	舌と上あごでつぶして いくことができるように なる	歯ぐきでつぶすことが できるようになる	歯を使うように なる

※衛生面に十分に配慮して食べやすく調理したものを与える

〔厚生労働省：授乳・離乳の支援ガイド（2019年改定版），2019〕

ます．はじめはじょうずに手に持つことができないため，口のまわりや周囲を少なからず汚すので，保護者にとっては困りものかもしれません．しかしできるだけあたたかく見守ってあげることが大切です．

　なぜならこれは，「食べたい」「食べよう」という意欲の表れなのです．食べものの温度や感触を手指で感じながら，手づかみで食べていきます．しばらくすると，前歯での「かじりとり」がうまくなります．その時期には，スプーンなどの食具を与えてみましょう．これもじょうずに使えるようになるまでは見守る時間が必要になります．

❸　歯ごたえのある食事

　生後2歳6か月～3歳6か月ころは，乳歯が生えそろってくる時期です．奥歯でしっかりと噛むことができるようになります．じょうずに噛むためには舌や口のまわりの筋肉の発育が必要です．

　歯ごたえのある根菜類などをよく噛むと，唾液がたくさん分泌されて，よりいっそう消化吸収が進み，あごの発達にもよい影響を与えます．

　食事は子どもの成長に欠かすことができません．睡眠や昼間の生活リズムが整い，外遊びでからだを十分に動かすとおなかがすいて，自然と食欲が出てきます．

COLUMN

口の健康格差

　子どものむし歯は保育所，幼稚園，保健所などでの歯科健診や歯科保健指導の取り組みにより，年々減少傾向にあります．

　しかし一方で，進行したむし歯を1人で何本ももち，食事や発音にも影響がある「口腔崩壊」の子どもが一定の割合で存在します．背景には親の口腔衛生に関する関心の低さ，ネグレクト，貧困などが影響していることがわかっています．

　進行したむし歯が多くなると，治療も複雑になり何度も通院する必要がありますが，「子どもが治療を嫌がる」「仕事を休めない（ので治療に連れていけない）」などの理由で受診を控え，放置される結果となっていることが指摘されています．

　乳幼児期からの幅広い視点での保健指導がいっそう重要であるといえます．

4 先天性疾患

 先天性代謝異常症

　赤ちゃんが生まれると，産院や病院などの入院中に，小さな足のかかとから1滴の血液をとって検査が行われます．マススクリーニングといい，1977年から行われるようになりました．体内の物質代謝に障害をもっている，あるいはホルモン分泌異常のある6つの疾患（先天性代謝異常症）を早期発見するための検査です．

　これらの疾患は放置しておくと身体発育障害，知的障害，運動機能障害，けいれんなどを引き起こすことがあります．乳児期に発見して，食事制限や特殊治療用粉ミルクの使用，不足するホルモンを補うなど対処することにより，発病することなく正常に育つことができます．

 遺伝性疾患

　遺伝性疾患には単一遺伝子病，染色体異常などがあり，親が染色体や遺伝子の変異をもっていて，それが子に伝わる（遺伝する）場合と，親自身にまったく変異がないにもかかわらず，突然変異によって，身体の細胞，精子や卵子の遺伝子，染色体が変異して発病する場合があります．

① 単一遺伝子病（メンデル遺伝病）

●**マルファン症候群**

　常染色体優性遺伝病で，背が高くなり，とてもやせていて，手足の指はクモの足のように長く細いという特徴があります．全身の結合組織が弱いことが原因で，3,000〜10,000人に1人の頻度で発症する，まれな病気です．心臓血管系の病気にかかりやすい傾向がありますので，疑わしい場合には，しっかりと検査を受けておくことが大切です．

●**フェニルケトン尿症**

　常染色体劣性遺伝病で，先天性代謝異常症の1つです（上記A参照）．

●**血友病A，B**

　X染色体連鎖劣性遺伝病です．血液凝固因子が生まれつき欠乏していることが特徴で，男子に多い病気です．乳児期から，出血しやすいという特徴があります．血友病Aは第8因子欠乏症，血友病Bは第9因子欠乏

先天性代謝異常症
①フェニルケトン尿症
②メープルシロップ尿症
③ホモシスチン尿症
④ガラクトース血症
⑤先天性甲状腺機能低下症
　（クレチン症）
⑥先天性副腎過形成

特殊治療用ミルク
　先天性代謝異常が発見された場合，国の助成事業として，無償で治療用の特殊ミルクが提供されています．

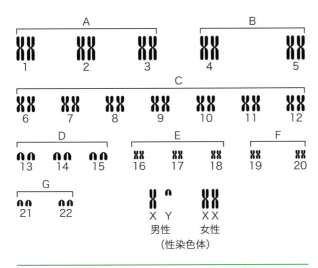

図4-11 ヒトの染色体（1～22は常染色体）

症です．どちらも治療用製剤があります．

● **進行性筋ジストロフィー**

さまざまなタイプがありますが，最も多いデュシェンヌ型は男子に多く，性染色体劣性遺伝です．乳児期には，筋や関節がとてもやわらかく感じられるタイプもあり，成長するにつれて全身の筋肉が萎縮していくという特徴があります．

❷ 染色体異常症

染色体の数の異常は，通常2本で対となる染色体が3本存在するトリソミー，逆に1本しか存在しないモノソミーなどがあります（図4-11）．

● **ダウン症候群**

代表的な21トリソミーがダウン症候群です．特徴として，特有の顔かたち，低身長，筋緊張低下（フロッピーインファント），精神発達・言語発達の遅れ，歯の異常，視力障害，聴力障害などがあり，ときどき起こる合併症に，先天性心疾患，臍ヘルニア，白血病がみられます．

● **ターナー症候群**

極端に背の低い女子がいた場合，ターナー症候群が疑われます．通常は2本あるX染色体のうち1本が全部または一部が欠けていることによる染色体異常です．

● **クラインフェルター症候群**

手足が長く，乳房が女性化します．男子でX染色体が2本（47, XXY）で，軽度な知的発達の遅れがあるケースもあります．

❸ そのほかの遺伝性疾患

ミトコンドリア遺伝病，多因子遺伝病などがあります．

常染色体劣性遺伝

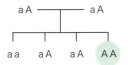

a：正常遺伝子
A：変異遺伝子
aa：正常
aA：保因者
AA：患者

常染色体優性遺伝

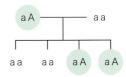

a：正常遺伝子
A：変異遺伝子
aa：正常
aA：患者

X染色体連鎖劣性遺伝

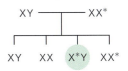

X：正常X染色体
X*：変異遺伝子をもつX染色体
XX*：保因者
X*Y：患者

常染色体トリソミー

13，18，21の染色体で起こることがわかっています．

フロッピーインファント（フロッピーベイビー）

本章 p.90 参照

第4章 ● 子どもの疾病の予防および適切な対応

5 そのほかの疾病

A 循環器の病気

●先天性心疾患

　生まれてすぐ「心臓に雑音がある（心雑音）」といわれて，定期的に病院で治療を受けている子がいます．なかでもいちばん多いのが，心室中隔欠損症（図4-12）で，ほかに肺動脈狭窄，大動脈縮窄，心房中隔欠損症などがあります．どのような疾患であれ，主治医と密接な関係を築き，保育所，家庭でのそれぞれの生活の留意点などをよく聞いておくことが大切です．

　健康診断などでときどき「心雑音がある」と診断されることがありますが，多くの場合，機能性のものでとくに治療の必要はありません．

●後天性心疾患

　生まれたときには異常がなくても，のちに心疾患と診断されることがあります．後天性心疾患といい，川崎病に伴う冠動脈瘤が代表例です．まれに，細菌性心内膜炎やウイルス性心筋炎が起こることがあります．

●川崎病

　後天性心疾患で別名「小児急性熱性皮膚粘膜リンパ節症候群」といい，とくに4歳以下の子どもによく起こる病気です．5日以上発熱が続き，眼，口，鼻の粘膜が赤く腫れて，ときにはただれたようになり，皮がむけることもあります．初期には，頸部リンパ節が硬く腫れているのがわかります．そのうち，全身に発しんが出てきて，手足の末端部分がむくんだようになります．回復期には，指先から皮膚が膜状にむけます．心配される合併症としては，冠動脈瘤の発症があります．

心室中隔欠損症
　小児期で20〜30％と最も多い疾患です．左心室と右心室の間の心室中隔の一部に孔があいて，心臓が収縮するたびにこの孔から血液が流れ込み，ザーザーという心雑音が聴かれます．6歳ころまでに自然に治るか，または手術をします．

川崎病
　発見者の川崎富作医師の名前にちなんで，この名がつけられました．近年，患者数が増加しています．

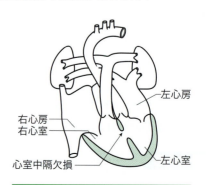

図4-12　心室中隔欠損症

84

B 呼吸器の病気

●かぜ

私たちはよく「かぜをひいた」といいますが，実は，「かぜ」というのは1つの病気ではありません．急性の鼻炎や咽頭炎といったさまざまな症状があり，「急性上気道炎」「かぜ症候群」といいます．おもな症状はくしゃみ，鼻水，せき，発熱です．ウイルス（症状のうち80〜90％）や細菌が原因となって起こります（表4-7）．

麻しん，風しん，突発性発しん，百日咳，溶連菌感染症なども初期症状はかぜ症状ではじまるので注意しましょう．

●急性喉頭炎

かぜ症状からはじまります．声がかれ，ときには呼吸困難を伴い，犬の鳴き声のような甲高いせきが出ます．仮性クループといいます．きちんとした治療を受けることが大切です．麻しん，百日咳，そのほかの感染症や，夏かぜにかかり口内炎などができているときに起こることもあります．

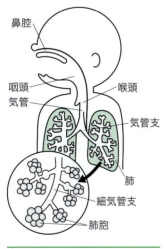

図4-13 呼吸器系

表4-7 かぜの症状（夏と冬の比較）

夏のかぜ	アデノウイルス エンテロウイルス コクサッキーウイルス	腸管系のウイルス．下痢や嘔吐など胃腸炎を伴うことが多々ある．合併症として肺炎や気管支炎を起こすことは比較的少ないが，髄膜炎や脳症を起こすことがある．
冬のかぜ	インフルエンザ RSウイルス マイコプラズマ肺炎	冬のかぜの特徴は，空気が乾燥しているため，せきがひどくなる．とくに2歳未満の乳幼児は気管支炎や肺炎を起こしやすい．食欲が低下したり元気がなくなったりしたら，十分な注意が必要．

●急性気管支炎

　2歳未満の乳幼児では，どのようなかぜからも，簡単に気管支炎を起こしやすいものです．冬にはとくに多く，母乳（ミルク）や食事がとれているかどうかが1つの目安となります．食欲がなく元気もないときは受診しましょう．

●喘息様気管支炎

　2歳未満の乳幼児で，かぜ気味で「ゼーゼー」という喘鳴が長く続いているものの，食欲も普通にあり，元気に過ごしているケースがよくみられます．これはかぜのウイルスが原因で起こる気管支炎で，自然に治っていきます．アレルギーが原因で起こる気管支喘息とは別の病気です．

気管支喘息
p.72 表4-4 参照

●肺　炎

　呼吸困難を伴う激しいせき，食欲がなくなる，発熱，ぐったりしているなどの症状があります．これは肺炎の徴候で，インフルエンザ，RSウイルス，麻しん，マイコプラズマなどのほかにも，さまざまなかぜから起こします．冬季，とくに2歳未満の乳幼児はかぜをひくと肺炎を併発しやすいので，注意深く経過をみていく必要があります．

● SARS（重症急性呼吸器症候群）

　2003年に発見された「SARSコロナウイルス」が原因です．SARSの可能性があると診断された人のうち，10～20%の人が呼吸器不全など重症化しています．

●乳幼児突然死症候群　SIDS：sudden infant death syndrome

　それまで何の不調もなく元気だった赤ちゃんが睡眠中に突然，死亡してしまう病気です．赤ちゃんの睡眠中は，できるだけこまめに，呼吸していることを確認しましょう．

保育所におけるSIDS対策
①乳幼児の慣らし保育は2週間以上，できるだけ長くとる．
②入園から1か月間は6時間（1人の保育士が担当できる）以内の保育が望ましい．
③睡眠中はあおむけにする．
④呼吸のチェックは，できるだけ一定間隔，こまめに行い記録する．目視だけでなく，必ずからだに触れて確認する．
⑤厚着をさせすぎない．

> **SIDSの発症率を低くする3つのポイント**
> ・あおむけ寝に比べて，うつぶせで寝かせているほうが発症率が高いというデータがあります．なるべくあおむけに寝かせましょう．
> ・たばこは，SIDS発生の大きな危険因子です．
> ・できるだけ母乳育児にトライしましょう．

C 消化器の病気

❶ 口・舌

●口唇裂・口蓋裂
（こうしんれつ・こうがいれつ）

　先天的に唇・口蓋が割れていることをいいます．近年は手術によって，2歳ころまでにきれいに修復できます．

●口内炎

　夏のかぜには必ずといってよいくらい口内炎を伴います．機嫌が悪く
なったり食欲がなくなったりします．ときどき，真菌（かびの一種）の感
染によっても起こってくることがあります．

② 腹部・胃 ···

●肥厚性幽門狭窄症

　胃から十二指腸へとつながる幽門部の筋層が厚い先天的な異常がありま
す．この場合，母乳やミルクを飲んだとき，スムーズに胃から十二指腸へ
通過できないことで，噴水のように激しく吐いてしまうことになります．
生後 20～30 日から激しく吐くようになり，だんだんやせてきてしまい
ます．自然に治ることが多いのですが，症状が重い場合には手術をしま
す．

●臍ヘルニア

　いわゆる「出べそ」です．腸管が臍の部分で皮下に出てきた状態で，臍
が山のように盛り上がってみえます．ただ，遅くとも 2 歳までには自然
に閉じてもとに戻りますので，それほど心配する必要はありません．まれ
に，2 歳を過ぎても治らないケースがあり，そのような場合には手術をす
ることになります．

③ 腸・肛門・そけい部 ···

●腸重積症

　緊急治療が必要な病気で，なるべく早く外科を受診しましょう．生後 4
か月ころから 3 歳ころによく起こります．おなかを押さえるようにして
急に激しく泣き出したり，何度も吐いたりする症状が起こったら要注意で
す．嘔吐は症状として出ないこともあります．

●肛門周囲膿瘍

　生後 1 か月以内に，肛門のまわりに膿をもった腫れものができます．
簡単に治るものは少ないので，しっかりとした治療を続けましょう．

●そけいヘルニア

　足の付け根の筋肉の間から腸が皮下に出てきた状態で，いわゆる「脱
腸」とよばれるものです．尿道のほうへ棒状に腫れ上がります．自然に治
るものもありますが，多くは手術が必要になります．

第 4 章 ● 子どもの疾病の予防および適切な対応　　87

脳・神経の病気

●脳炎, 脳症

乳幼児をもつ保護者がとくに心配する病気です．インフルエンザ，麻しん，水痘（水ぼうそう），コクサッキー，日本脳炎，風しんなどのウイルス感染や百日咳，結核，大腸菌などの細菌感染から起こります．とくに2歳未満でよくみられます．

誘因の1つとして，発病初期の解熱剤の使用があげられています．子どもの場合，発熱は免疫反応ですので，どのような病気でもむやみに解熱剤を使うことはすすめられません．とくにインフルエンザや水痘のとき，解熱剤は使わないようにすべきです．予防接種があるものは，積極的に受けておくと安心です．

精神遅滞（知的障害）　医学的には，知的発達が遅れることを精神遅滞とよんでいます．また法律用語では「知的障害」とされています．

これらの障害については原因がわからないことがほとんどです．原因がわかっているものは，ダウン症候群に代表される染色体異常症があります．そのほかでは，脳炎や頭蓋内疾患の後遺症などが原因となって起こることもあります．

脳性まひ　胎児期あるいは周産期に原因が起こります．大脳が何らかの理由によって障害され，その後も運動機能障害を残している状態です．
- 胎児期の原因：脳の形成異常，感染症（ウイルス，トキソプラズマ）
- 周産期の原因：分娩時の低酸素，外傷，感染症など

●けいれん

てんかん　けいれん，意識障害，自律神経症状，精神症状などを反復して起こす病気で，発作的に起こります．一般に「てんかん」といっているのは脳の病変や病巣などがみられない「真性てんかん」のことです．

脳に外傷や腫瘍あるいは炎症などの病変があって起こるものを「症候性てんかん」といいます．このようなときには，原因の治療を優先して行います．

熱性けいれん　大脳の発達が未熟な4～5歳までは，けいれんを抑える機能がごく弱いものです．そのため発熱（急な体温の上昇）などの刺激でけいれんが誘発されることがあります．これを「熱性けいれん」とよびます．熱が急に上がるときなどに起こります．とくに後遺症はありません．

●髄膜炎

脳を包んでいる膜に炎症を起こす病気です．頭痛や吐き気を伴います．ウイルスや細菌が原因となります．2歳未満児で，細菌（髄膜炎菌，肺炎球菌，インフルエンザ菌b型など）が原因であるときは重症化しやすく

けいれんと予防接種
熱性けいれんやてんかんを起こしたことのある子も，最近は発作のコントロールがよくなっていますので，かかりつけ医と相談して，2～3か月発作がなければ，予防接種を受けることができます．

熱性けいれん
発熱時はけいれんが起きやすいので，発作予防のため座薬を用いることがあります．

インフルエンザ菌b型 (Hib)
髄膜炎の原因ともなる「細菌」で，冬季に流行するインフルエンザ「ウイルス」とはまったく別のもので，予防接種もあります．

なります．集団生活に入る前に予防接種のあるものは受けておきましょう．

夏かぜで頭痛があるときはウイルス性髄膜炎であることが多いです．ただし効果的な治療はありません．薬で症状をやわらげながら自然治癒するのを待ちます．

E 目，鼻，耳の病気

❶ 目の病気

●弱　視

乳幼児のうちに視力が低下したときは，6歳ころまでに対応します．放置しておくと，視力回復が望めなくなります．4～5歳児で視力検査をすることは重要です．

●斜　視

眼位の異常で，両目の視線が一致しない症状です．3歳ころまでに手術をしたほうがよい場合があります．また視能矯正訓練などに取り組むこともすすめられます．

●結膜炎

かぜにかかった場合，結膜炎を併発していることがよくあります．結膜は刺激に反応しやすいので，ウイルスや細菌が入りやすいのです．この部位は，かぜだけでなくアレルギー性結膜炎や食物アレルギーなどでも反応が出やすいところです．

❷ 鼻の病気

●鼻出血

けがもしていないのに，鼻から血が出ることがあります．鼻出血で多いのは爪で鼻内の血管を傷つけたための出血です．鼻の血管は細いですが動脈なので，かなり勢いよく出血します．血液がのどに流れないように，前かがみの姿勢で鼻を指でしっかりつまみ，15分間くらい安静にしましょう．

●副鼻腔炎

感染症を何度も繰り返したり，なかなか治らないときには，副鼻腔炎が疑われるケースがあります．

❸ 耳の病気

●外耳炎

爪などで簡単に傷つきやすく，炎症を起こすと痛がります．機嫌が悪く

耳垢について

耳垢は外耳道からの分泌物とほこりなどが混ざったものです．せん毛の働きで，自然に外に押し出されます．無理にかき出そうとすると出血することもあるので，かかりつけの小児科医や耳鼻科医に相談してください．

なる原因にもなります．

● **中耳炎**

かぜをひいたときに併発していますが，気づかずに過ごしていることが多いものです．耳だれがあったり，とくに耳が痛いというとき，耳鼻科にかかると中耳炎と診断されます．中耳炎の治療は時間がかかりますので，主治医の指示を守ってしっかり治しておくことが大切です．

インフルエンザ菌b型（Hib），肺炎球菌ワクチンを接種することで，難治性の中耳炎がかなり減らせるといわれています．

● **難　聴**

先天性の難聴があった場合，2歳ころから聴能訓練を受けることで，回復が望めます．1歳ころまでに聴覚のスクリーニング検査を受けておきましょう．おたふくかぜが原因で難聴になるケースがありますが，これも予防接種で防げるといわれています．

 ## 運動器の病気

❶　筋肉の病気

● **フロッピーインファント**

乳児期にからだがやわらかくふにゃふにゃ，ぐにゃぐにゃしている子どもをフロッピーインファント，またはフロッピーベイビーといいます．筋力が低下している子どもたちです．ダウン症候群，先天性筋無力症，進行性筋ジストロフィーなど病気のケースがありますが，すべての子どもが病気というわけではありません．

● **先天性筋無力症**

先天的に全身の筋肉がやわらかい子どもです．運動機能の発達が大きく遅れます．

● **進行性筋ジストロフィー**

遺伝性疾患の項（p.83）を参照してください．

❷　関節の病気

● **先天性股関節脱臼**

股関節の骨の形成不全があると，股関節脱臼になりやすいといわれています．できれば生後3～4か月までにみつけたいものです．脱臼を予防するためにも，大腿骨頭（先端）が関節内に収まるよう矯正していきます．

● **肘内障**
　　ちゅうないしょう

3歳ころまでは，じん帯（すじ）がやわらかいため，伸びやすくなっています．そのため，おとなが両腕を持って持ち上げるなどすると，ひじ

（肘）の骨がじん帯をくぐって飛び出すことがあります．そうなると，ひじを動かしたときとても痛みます．整形外科などで骨折があるかどうかを調べて，整復してもらいましょう．

皮膚の病気

● **アトピー性皮膚炎**
前節（本章の2）アレルギー疾患（p.72）表4-4を参照してください．

● **接触性皮膚炎**
原因となるものに接触することで起こる皮膚の炎症です．ぎんなん，漆の樹液，金属，衣類，おむつ，化粧品，毛虫，毒蛾，食べもの，塩分，よだれなどにより，またそのときの体調によって起こることもあります．

● **じんましん**
円形や楕円形となって皮膚が盛り上がって腫れ，かゆみを伴います．かいたり刺激を与えると大きくなってしまうので気をつけましょう．腫れは立体地図のようなかたちになることがあります．しばらくすると消えますが別の場所に飛んだりします．

食べものや薬などが原因でも起こります．また，感染症にかかっているときに起こりやすくなるなど，いろいろな原因があります．

● **伝染性膿痂しん**
蚊に刺されたときなどに皮膚をかいてしまったり，すり傷ができたりすると表皮のバリアーが壊れます．すると細菌が侵入しやすくなり，皮膚の表面に水疱ができます．水疱は黄色く濁ることもよくあります．

これが夏に起こると，菌の繁殖力が強くなり，水疱が大きくなることも多いです．またあちこちにできてくるため，一般的に「とびひ」ともよばれます．この水疱が破れると大量の細菌が流れ出します．爪や手指に付いて，その手で虫さされの部位などをかくと大変です．皮膚表面のバリアーが壊れ，そこに細菌が入ります．そして，新しい膿痂しんができてしまうのです．

● **あざ**
平らなあざ　赤あざ（サモンパッチ）はまぶたや眉間にできます．これはたいてい1歳ころまでに消えてしまいます．首のうしろにはウンナ斑ができることがありますが，これも3歳ころまでに消えてしまいます．

青あざ（蒙古斑，児斑）の大きさはさまざまです．殿部（おしり）や背部にみられます．7歳ころまでに消えることが多いです．

血管腫　顔面や頸部にみられます．暗赤色の境がはっきりしています．大きさはさまざまです．ほとんど平らなポートワイン母斑（単純性血管腫）になります．これは自然に治ることはありません．

あざの治療
症状によって治療法は異なり，主治医とよく相談して，時期や方法を検討します．レーザー療法が有効なものもあります．

血管腫がみられる症候群

スタージ・ウェーバー症候群
　顔の三叉神経の領域にできる血管腫が特徴です．顔の片麻痺，片側のけいれん発作がみられます．牛眼あるいは緑内障を主症状とします．

クリッペル・ウェーバー症候群
　四肢の広い範囲にできる血管腫です．先天的なもので，血管腫の側の四肢の肥大や足の長さが伸びることもあります．成長するにつれ，少しずつ足の長さが違ってきて歩行障害などが起きてしまいます．

　いちご状血管腫　赤くいちご状にぶつぶつしていて，中心部から色が薄くなっています．3歳ころには消えてしまうものが多いでしょう．
　海綿状血管腫　青っぽくぶよぶよ盛り上がっています．これは自然には治ることはありません．
　色素沈着　黒や灰色になり，皮膚が少しブツブツしてみえます．大きさはさまざまです．いくつも認められる場合には主治医に相談します．
　黒色腫　黒色腫は，まさに黒子といわれる小さなものから，黒子が複数集まったような形のものまであります．悪性かどうかは組織を調べます．皮膚科に相談するとよいでしょう．

● **しもやけ**
　乳児は寒冷刺激に敏感です．少しの刺激で手足の末端がパンパンに腫れてしまいます．血流が悪くなり紫色になってきます．これがしもやけ（凍傷）です．

H　泌尿器の病気

● **腎臓の病気**
　腎疾患になったとき，長期にわたる運動制限，食事のとり方など，留意すべき点が出てきます．保育所や幼稚園へ通っている子は，必ず主治医の意見書が必要となります．
　急性腎炎（糸球体腎炎）　むくみ，血尿，たんぱく尿，高血圧がおもな症状です．
　ネフローゼ症候群　むくみ，高度のたんぱく尿，低たんぱく血症，高コレステロール血症がおもな症状です．

● **尿路感染症**
　尿の異常のうち，たんぱく尿，血尿，細菌尿などははっきりした症状がありません．ただし，おしっこが近かったり，おしっこを出すときに痛がる場合，尿路感染症が疑われます．発熱することもよくあります．

● **その他**
　停留睾丸　通常，睾丸は陰のうのなかに入っています．それが，おなかのなかやそけい部にとどまっていることがあります．様子をみて，1年経っても降りてこないときには手術をして治療することがあります．
　包茎　亀頭が包皮で覆われ，包皮を反転できないものを包茎といいます．3歳でも60％は反転できないとされます．あまり無理して反転させる必要はないでしょう．
　尿がとんでもない方向へ飛んでしまったり，包皮のなかにたまってしまうことがあれば，主治医に相談しましょう．

内分泌の病気

●下垂体性小人症（成長ホルモン分泌不全）
　下垂体ホルモンの1つである成長ホルモンの欠乏のために起こる病気です．低身長がおもな症状で，知能の遅れなどはありません．3～4歳までにみつけ，成長ホルモンの注射を打つことで治すことができます．

●先天性甲状腺機能低下症（クレチン症）
　先天的に甲状腺ホルモンの産生・分泌が障害されているために起こる病気です．出生後なるべく早い段階で，甲状腺ホルモンを投与することで発症を予防できます．
　治療が遅れると発育が遅れ，知的障害が出てくることがあります．日本では，出生後すぐ行う，先天性代謝異常症のスクリーニングテストのなかにクレチン症のチェックが含まれています．

先天性代謝異常症
本章 p.82 参照

 血液の病気

●貧　血
　赤血球の数が減少するため，疲れやすくなります．貧血の原因はさまざまです．主治医で検査を受け，しっかり治るまで，定期的に通院することが大切です．

●血友病
　先天的に血液の凝固因子が欠乏しているため，ささいな傷からでも出血しはじめるとなかなか止まらない病気です．治療は，欠乏する凝固因子を補充します．そうすればまったく普通の生活を送ることができます．

血友病
本章 p.82 参照

●リンパ球の増加する病気
　伝染性単核球症　　EBウイルス感染から起こる感染症です．高熱が2週間以上続いたり，頸部リンパ節が腫れたりします．ときには肺炎を合併することがあります．
　白血病，悪性リンパ腫　　子どものがんの項（p.95）を参照してください．

 こころの病気

●心身症
　強いストレスと緊張が原因です．腹痛，吐き気，嘔吐や頭痛などが続きます．病院へ行って検査をしても，原因らしいものはみつかりません．本人としては症状の改善がみられず苦しみます．ときに登校拒否になった

り，日常生活が崩壊する原因にもなります．

トゥレット症候群
複数の運動性チックと音声チックが同時に現れます．症状は長期にわたって続き，治すのがむずかしくなります．本人にとっても大変つらい病気です．

●**チック**

運動性チック　まばたきを周期的に繰り返します．また，肩をすくめたり，顔をしかめたり，頭を振るなどの動作を繰り返し行います．

音声チック　代表的なものはせきばらいです．意味もなく「チュチュ」といった音を出すなどもみられます．汚い言葉を繰り返すこともあります．音声を繰り返し何回も出すのが特徴です．

●**起立性調節障害**

自律神経が失調することにより起こる病気です．夜型の生活など生活リズムが狂っても起こりやすくなります．小さなストレスにも対応が困難になります．

朝なかなか起きられず，午前中調子が悪いのが特徴です．立っていると気持ちが悪くなり，倒れることもあります．動悸・息切れなどの症状ではじまることもあります．子どもや学生では，不登校などの原因にもなっています．

●**トラウマ障害**

事故や大きな災害に遭ったときのことを何度も思い出してしまったり，個人的な恐怖体験が忘れられず，同じような状況になるとそのときの感情がよみがえってくることがあります．このような心理的な傷をトラウマといいます．とくにまだ成長途中の子どもの場合，適切に守ってもらえないことが続くと心理的な傷を負いやすくなります．

●**愛情遮断症候群**

母子関係や家族関係の問題が素因となり，子どもが周囲からの十分なケアが得られないまま育ってしまうケースがあります．その結果，言葉の遅れなど，こころやからだの成長や発達にゆがみが出てしまうことがあります．

●**過換気症候群**

精神的な不安などによって呼吸が荒くなり，過呼吸が起こります．過呼吸とは文字通り吸気が呼気を上回ってしまうことです．これが続くと，手足や唇のしびれ・けいれんや動悸，めまいなどの症状が引き起こされます．心身症の1つです．

●**過敏性腸症候群**

精神的なストレスや緊張が原因となる病気です．主として大腸の運動および消化液の分泌機能の異常で起こります．腹痛，下痢，便秘などを繰り返します．

> **COLUMN　子どもの気持ちに共感しよう**
> 　目にみえるさまざまな症状が，こころの病気によるものとわかったら，まわりのおとなたちは表面上の症状のみにとらわれず，その根底にあるこころの状況に気を配り，悩みを共感して，共働で対応するように努力しましょう．

 そのほかの病気

● 子どものがん

　子どものがんは，進行が速く，転移しやすい特徴があります．

　おとなのがんに比べて抗がん剤や放射線療法に反応しやすいこともあげられます．早期発見・早期治療ができれば，治療効果は上がりやすいといえるでしょう．

　子どもに最も多いがんは，30％以上を占める白血病で，20％が神経芽腫，あとは10％以下で，悪性リンパ腫，脳腫瘍，網膜芽腫，肝芽腫などがあります．

　白血病　血液中の白血球が悪性化して異常に増殖し，骨髄での血液をつくり出す機能がしだいに低下する病気です．乳幼児に多く，子どものがんのなかでは最も多くなっています．

　神経芽腫　交感神経節から発生するがんで，子どものがんのなかでは白血病に次いで多いがんです．尿のスクリーニング検査などで早期に発見できる例もあります．

　悪性リンパ腫　頸部や腹部のリンパ組織から発生するがんです．子どものがんとしては，多いものの1つです．

● 熱中症

　高温多湿の日には熱中症に気をつけましょう．まだからだが暑さに慣れていない初夏（5～6月）の暑い日にリスクが高まるといわれます．気温が25℃以上，または湿度60％以上が気をつける目安です．

> **熱中症の症状**
> ・顔が真っ赤になり，汗がだらだら出てだるそうな様子です．
> ・足の筋肉がけいれんを起こし動けなくなります．
> ・顔が青ざめたり，意識がもうろうとします．
> ➡ このような場合には，すぐに医療機関へ搬送します．

　子どもたちは少し動いただけでも，たくさんの汗をかきます．脱水から体温が急上昇して熱中症になることがあります．風通しのよい涼しい服装をさせ，水分を十分にとらせます．外出前とその後15分ごとの休憩・給

HIV ウイルス

母親が HIV に感染している場合，妊娠中や分娩時に赤ちゃんに感染することがあります。

シェイクンベビー・シンドローム

乳児のからだを強く揺すった場合などのほか，月齢に合っていないチャイルドシートを使用して，車で長時間移動した場合にも起こることがあります。暴力的な揺さぶりは虐待につながります。

乳児の肥満

乳児肥満は「良性肥満」が多く，幼児期以降，からだを動かすことが増えると自然に解消されてきます。したがって，肥満を気にして授乳量を制限する必要はありません。

水が水分補給の目安です。

● **エイズ（AIDS：後天性免疫不全症候群）**

HIV ウイルスによる感染症です。免疫不全を起こします。それによって，健康な人がなかなかかからない病気になってしまう日和見感染が起こりやすくなります。悪性腫瘍なども発生しやすくなります。

● **シェイクンベビー・シンドローム（揺さぶられっ子症候群）**

赤ちゃんは，おとなと比べて頭蓋骨と脳のすきまが大きいため，激しく揺さぶられたりすると頭蓋骨のなかで脳が動いてしまうことがあります。ひどい場合には，脳内出血を起こします。

首のすわらない乳児を，縦に強く揺すったり，からだが浮くぐらい強く前後に揺すってはいけません。空中に放り投げることにより脳内出血が起こることがあります。

● **メタボリックシンドローム**

肥満症や高血圧，脂質異常症，糖尿病などの生活習慣病は，それぞれつながって起こっています。とくに，内臓に蓄積した脂肪が原因となっている場合が多いといわれています。内臓脂肪型肥満により，さまざまな病気になりやすくなった状態を「メタボリックシンドローム」といいます。

学校保健統計調査（文部科学省）によれば，2003 年度以降，わが国の肥満傾向児（肥満度 +20% 以上）は減少傾向にあります。このころから，生活習慣（就寝時間，朝食の摂取など）の改善傾向も認められ，健康教育の成果が表れていると考えられています。

しかし，これまでの子どもの肥満調査は，もっぱら過体重に関するものばかりで，内臓脂肪の蓄積を考慮したものではありませんでした。

近年，小児においても生活習慣病の増加が懸念されています。これからは，腹囲の測定，血糖値やコレステロールの検査なども含めた調査が必要になってくるでしょう。

5

子どものこころと
からだのこと

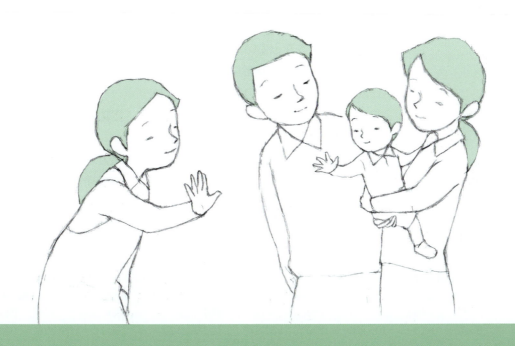

「虐待」——この現代的問題に立ち向かう

A 虐待の現状と分類

子どもたちと接するなかで，ふと「この外傷は不自然だな」「なんでこの子はこんなにやせているんだろう？」「この親子，どこか感じが変だぞ」と気づくことがあると思います．そんなとき，それが不慮の事故によるものか，誰かがわざとそうしているか見きわめるのは実はむずかしいものです．そのうえ，その事実を「虐待の可能性あり」とするのは，かなり勇気のいることです．どう判断し，どのように対処すればよいのかを考えていきます．

❶ 虐待の現状

子どもの虐待の現状
第1章 p.21～参照

第1章に子どもの虐待の現状を示しました．ここでは，さらに2017年の詳しいデータをみていきましょう．

虐待される子どもの年齢は，7～12歳の小学生が最も多く，次いで3～6歳，0～2歳となっています（表5-1）．

また，おもな虐待者の約半数は実母で，次いで実父が4割を占め，実父の割合は年々増えてきています（図5-1）．

虐待の相談経路は，警察など（50％），近隣知人（13％），家族・親戚（9％），学校など（7％）からの通告が多く，保育所などの児童福祉施設からの通報も2％ありました．

表5-1 被虐待者の年齢別対応件数の年次推移 （単位：件）

	2014年度	構成割合(%)	2015年度	構成割合(%)	2016年度	構成割合(%)	2017年度	構成割合(%)	2018年度	構成割合(%)
総数	88,931	100.0	103,286	100.0	122,575	100.0	133,778	100.0	159,838	100.0
0～3歳未満	17,479	19.7	20,324	19.7	23,939	19.5	27,046	20.2	32,302	20.2
3～6歳	21,186	23.8	23,735	23.0	31,332	25.6	34,050	25.5	41,090	25.7
7～12歳	30,721	34.5	35,860	34.7	41,719	34.0	44,567	33.3	53,797	33.7
13～15歳	12,510	14.1	14,807	14.3	17,409	14.2	18,677	14.0	21,847	13.7
16～18歳	7,035	7.9	8,560	8.3	8,176	6.7	9,438	7.1	10,802	6.8

注：2015年度までは「0～2歳」「3～6歳」「7～12歳」「13～15歳」「16～18歳」は，それぞれ「0～3歳未満」「3歳～学齢前」「小学生」「中学生」「高校生・その他」の区分の数である．

（厚生労働省：平成30年度福祉行政報告例の概況）

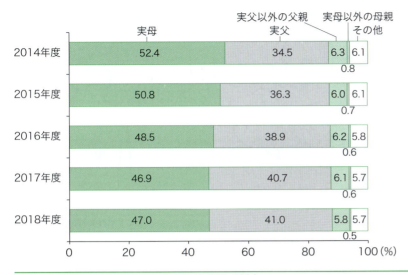

図 5-1　児童虐待相談のおもな虐待者別構成割合

（厚生労働省：平成 30 年度福祉行政報告例の概況）

❷ 虐待の分類

　虐待の行為は 4 つに分類されています．実際のケースでは，1 つだけではなくいくつか重なっている場合が多くなっています．

● **身体的虐待**

　なぐる，ける，溺れさせる，異物を飲ませる，やけどをさせる，冬や夜間に戸外に出すなどの生命に危険を及ぼす行為です（**図 5-2**）．虐待件数のなかで約 3 割ほどを占めています．

● **性的虐待**

　子どもへの性交，性的暴行，性的行為の強要・教唆などです．さらに性器や性交をみせる，わいせつな写真などの被写体となることを強要するなども含まれます．詳細な調査では実数以上に発見されます．このケースでは，のちのちまで続く精神的後遺症が懸念されます．

● **ネグレクト（保護の怠慢・拒否）**

　食事を十分に与えない，着替えなどをさせず長期間不潔なままにする，極端に不潔な環境で生活をさせる，病気になっても受診しない，学校に通学させないなど，さまざまなケースがみられます．

　とくに，乳幼児を家に残してたびたび外出したり，車中に放置するなどして，子どもの健康や安全を損なうケースは報道でもしばしばみられます．身体的虐待などの積極的な虐待の減少に反比例して徐々に増加しています．子どもをどこかに置き去りにすることも含まれます．

● **心理的虐待**

　子どものこころを傷つける強い否定的な言葉による叱責や脅かし，子どもを無視したりする行為や拒否的な態度があてはまります．ほかの兄弟姉

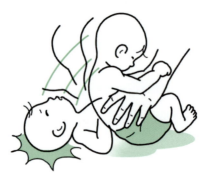
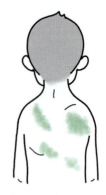

- 激しい揺さぶり
空中での強い揺さぶりでも起こる．
床にたたきつけられると，より重症化する

- 打撲性出血
衣服で隠れる部分が多い

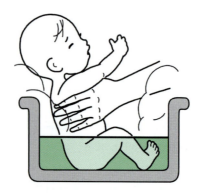
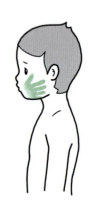

- 熱湯に浸ける
やけどの部分が湯の位置と一致する

- 平手打ち
痕がおとなの指の幅と同じ

図 5-2　身体的虐待の例

妹と大きく違う差別的な扱いをすることもみられます．毎年件数が増え，全体の半数程度を占めています．また子どもの目の前で配偶者などに暴力をふるうこと（DV）も2004年の児童虐待防止法改正により追加されました．

虐待が子どもに与える影響

❶ 虐待の内容

　具体的な虐待の内容についてみていきましょう．
　打撲，やけど，骨折など外傷が発生したとき，適切な治療が行われないケースです．傷がさらに悪化していたり，なかなか治らないなどの状況に気づいたら注意しておきましょう（図5-3，4）．
　さらに，衛生状態の悪さが見た目でわかるほどの不潔や皮膚が荒れているなどしていることがあります．

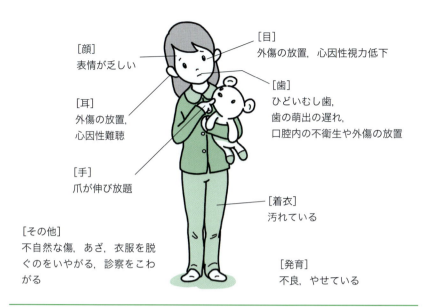

図 5-3　虐待のチェックポイント

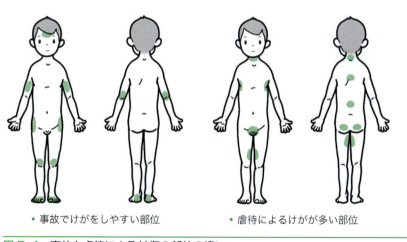

・事故でけがをしやすい部位　　・虐待によるけがが多い部位

図 5-4　事故と虐待による外傷の部位の違い

（文部科学省：養護教諭のための児童虐待対応の手引，2007 より作成）

虐待による外傷
　子どもの外傷が，事故によるものか虐待によるものかを見きわめるのは大変むずかしいものです．図 5-4 は絶対的なものではありませんが，一例として参考にしてください．

　栄養障害や愛情不足，ストレスが長期間続いているケースでは低身長や低体重となっていることがあります．成長障害といいます（図 5-5）．
　少し成長した子どもで，性的虐待を受けている場合，望まぬ妊娠をしたり，性感染症などが起こります．ひどい場合には，脳障害から全身状態が悪くなってしまったり，死に至ることもあります．
　いずれの場合にも入院治療を行うことにより，飛躍的に状態がよくなることがあります．それまでの環境が一変することで，本来子どもがもつ健やかな回復力が高まるためと考えられます．これをキャッチアップ現象といいます．

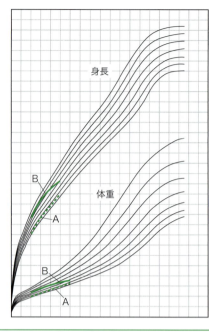

図 5-5　長期の虐待環境による成長障害

❷ 子どもへの影響

　ネグレクト（愛情遮断）や身体的虐待を受けている子どもは，年齢相応の基本的な生活習慣が欠如してしまいます．成長に必要なかかわりや語りかけといった知的刺激が足りないと，知的発達が妨げられます．
　また，これが心的外傷となってしまうと情緒や行動面へも影響します．集中力や落ち着きのなさ，反抗的行動，暴力的行動などの情緒障害や行動上の問題が出てきます．また，人格を否定される繰り返しの言動は「自分は存在価値のない人間だ」と思う自己肯定感の欠如となり，さらに人への信頼感が喪失し，助けを求める意欲もなくなる自虐的な自己否定感となるなど，深刻な性格のゆがみを引き起こします．

虐待の要因

　児童虐待には，それなりのバックグラウンドがあるケースがあります．それは保護者側・子ども側・家族や社会環境が要因になっています．

❶ 保護者側の問題

　たとえば保護者が生活全般にわたり著しくルーズであったり，対人関係の形成がうまくできないなどがみられます．また，まちがった育児観を信じていたり，未熟性がみられる場合です．

保護者自身が，子ども時代に十分な愛情を受けずに育った場合もトラブルが起こりやすくなります．子どもの気持ちや要求を読み取れなかったり，子どもをどう愛していいかわからないために思い悩んだ結果，虐待につながってしまうこともあります．これを「虐待の世代間連鎖」といいます．しかし，これらの不幸な育ちの親の多くは，よりよい子育てをしようと精一杯努力していることも知ってほしいのです．

　このほか合意でない性交によるなど，望まぬ妊娠で生まれた子どもに対して虐待してしまうこともみられます．また，未熟児や双生児などで，生まれてすぐに母と子が離されてしまったなどのケースでも虐待が起こることがあります．このように，愛着を育むためのはじめの段階でそれができないと，子どもへの愛情が乏しくなってしまうことがあるのです．

　さらに，若く未熟な人が，育児への自覚や育児知識が十分でないまま子どもを産んだときです．このようなとき，虐待に至るケースが増えるという見解があります．

❷　子ども側の問題

　簡単にいえば，手のかかる子をもったときの保護者の心身の負担感，疲労感によるものです．生まれた子どもが未熟児や多胎児であったり，障害や疾病をもっていたりする場合など，それだけで，子育てに支援が必要になるケースとなります．被虐待児になりやすいといえるのです．

❸　家族や社会的な要因

　夫婦の不和，一方の親の育児への不参加，経済的困窮など家族関係が不安定な場合です．これらにあてはまるケースでは，子どもをもつと試練がふりかかってきて，自分ひとりではどうしようもなくなります．精神的余裕がなくなると，育児不安，育児疲れになります．

　このような状況で長くストレスの続いた場合に，虐待を生じやすいと考えられています．とくに現代では，核家族のなかで子育てが行われることが多くなっています．近隣・地域とのつながりが弱く育児が密室化してしまいます．自分が子ども時代に，子育ての様子をみてきた人も大幅に減少しています．少子化が進み，そのチャンスも減る一方です．

　子育てにおける知識や経験はなかなか継承されません．そのうえ，支援をする側も，子育てを助けたいとは思っていても，実際に好意を行動に移すのはハードルが高いこともあります．

　養育の内容に厳しい目が向けられたり，虐待が社会問題化するにつれて，子育てに悩む保護者は周囲から責められると警戒しがちです．そうして社会からますます孤立するという悪循環に陥ってしまうのです．

D 虐待予防と支援——保育士に求められること

❶ 虐待してしまう親のこころに寄り添う

　不適切な養育や虐待が疑われる子どもをみつけたとき，保育士はどうすればよいでしょうか．このとき，保護者を急に問い詰めてはいけません．また諭したり，「がんばって」と励ますのも逆効果になることがあります．

　「自分はだめな親だ」というコンプレックスを感じさせるのはよくありません．具体的なアドバイスをしたり，今後の方策について考えるときは，保護者のほうから求められて行うかたちにもっていくことが望ましいでしょう．

　その際，絶対に言ってはいけない一言があります．

　「どうしてそんなことをするの」「そんなことをしてはだめですよ」と非難する言葉は避けましょう．また，「お母さんがしっかりしなくては」と厳しい調子で励ますことも NG です．間違っても，「これは虐待だよ」と言わないでください．

　どのような保護者であっても，24 時間，愛情が不足している人はいません．つまり，いつも不適切な養育や虐待をしているわけではないのです．もちろん本人は，自分自身がよい子育てをしているとは思っていません．自分のやっていることをわかっているケースが多く，そのためこころが追い詰められています．

　虐待は虐待者自身の「SOS」の表現であるとする解釈があります．虐待者も「被害者」でもあるといわれます．「子どもも大変だけど，あなたも大変なのではないですか？」「親子という，その距離の近さゆえ，本当はしたくもないことをしてしまうのではないですか」ということもあります．虐待して傷つき，さらに虐待してしまうという悪循環に陥っている保護者も多いのです．

❷ 地域では連携して支援する

　地域の関係者は"完璧な子育て"などないということを前提にこれらの問題に向き合ってほしいと思います．「親のよいところみつけ」で支援をしてほしいのです．「子育てって本当に大変だね，気軽にいろいろなサービスを利用してみたら」「お母さんが楽しめる親子サークルもあるよ」「私もその昔，子育てに悩んだんだよ，子どもを強く叱ってしまい，そんな私を誰かに助けてほしいと思ったよ」などと親身になって話をするだけでも親のこころはほぐれてきます．

　図5-6 に保育所で「すべきこと」「できること」をまとめてみました．

地域のなかで見守りを
　虐待を受けた子どもは，ずっと隔離されているのではありません．多くの見守りの輪のなかで，家庭や地域の施設で生活します．この輪の一員として，保育所・幼稚園や学校があります．あたたかく子どもに接し，厳しく家庭環境をみてほしいと願っています．

保育所

◎ **すべきこと**
- 虐待への気づき
- 記録を取る
- 児童相談所などへの通告
- ケースの見守りと緊急性があるかどうかの判断
- 関係機関との連携

○ **できること**
- 子どものよいところみつけ
- 保護者の言葉に耳を傾ける
- 子育ての方法や技術のアドバイス
- 専門機関の活用方法を知らせる
- ほかの保護者との関係づくり

× **できないこと**
- 保護者の病気や障害，嗜癖（アルコール依存など）への対応
- 一時保護，入院
- 経済的援助
- 危険性・緊急性のある場合の対応（見きわめが重要）

図 5-6　保育所における虐待への対応

　本格的な支援は，単独より連携で行うのがよいでしょう．まずは市町村の子育て支援担当窓口や保健所・保健センターの保健師に伝えましょう．そのうえで，地域の見守りネットワークにつなげることです．

　児童相談所が一時関与しても，多くの場合，子どもは家庭でその後も生活します．親子ともに，隣近所の地域コミュニティは味方だと思ってもらえればしめたものです．保育所や学校を休んでしまうようにならないうちに手をさしのべることが求められます．とくに子育て経験のある，一人ひとりの地域住民が，子育てを見守っていくための一員になれればとてもよいことです．

❸ 緊急と感じたら一刻も早く通報する

　一方，優しいだけではない毅然たる態度もときに必要です．子どもの頭部・顔面・性器などに，新しいもの古いもの含めてさまざまな外傷がたくさんある場合です．また，ひどく発育が阻害されていたり，極端に不潔な衣服を身に着けていたりする子どもを発見したときです．これを複数の人の目で確認したときは，躊躇せず通告しなければなりません．

　児童相談所では，連絡を受けるとすぐ，遅くとも 48 時間以内に安全確認をすることが定められています．

　「悪気はなさそうだから」「反省しているようだから」「子どもも帰りたがっているから」と躊躇することは，子どもの死や深刻な状況につながります．ひとりで抱えることなく，また見過ごさないでください．

　「通告すると面倒なことになるのでは」「家族が知ってあとで恨まれ苦情や訴訟になるのでは」「もし虐待でなかったらどうしよう」「各機関に迷惑

虐待を受けた子への社会的支援

　家庭での養育が困難なときには，社会的支援が必要となります．
　乳児院，児童養護施設，自立支援施設，情緒障害児短期治療施設，里親制度，グループホームなどで，ここから地域の保育所や幼稚園，学校へ通います．

オレンジリボン運動

　「子ども虐待のない社会の実現」をめざす市民運動です．オレンジリボンはそのシンボルマークで，オレンジ色は子どもたちの明るい未来を表しています．厚生労働省は毎年 11 月を児童虐待防止推進月間と位置づけ，この運動と連携して広報・啓発活動を行っています．

となるのでは」「周囲の評判に影響し利用者が減るのでは」としり込みしないでください. あなたの勇気で助けられるいのちがあるかもしれません.

❹ 子育て支援チェックリスト

表5-2に子どもや保護者の様子から虐待を見過ごさないためのチェックリストを示しました.

日ごろ子育て支援にかかわる人が, 保護者に対する基本的姿勢として理解しておくべきことがあります. それは「子どものよいところみつけ」をしてほめて育てていくのがいちばんだということを伝えていくことです. そして保護者の言葉に耳を傾け, 保護者の思いに協力できることがあれば行うのも「支援」といえるでしょう.

表5-2 子育て支援チェックリスト

子どもの健全な育成がなされているかどうかのチェックリストです.
緊急性の高いケースは, 組織対応できる病院などへの保護につとめてください.

A 〈子どもの様子〉 □ 無表情である　　□ 自発語が少ない □ 多動である　　　□ 異様に甘える □ 保護者がいるときといないときで態度や表情が変わる □ おとなの顔色をうかがったりおびえたりする 〈保護者の様子〉 □ 受診までの時間経過が長い □ 子どもの面倒をみない □ 子どもを平気でたたく	⇒ **2つ以上あてはまる場合は……** 　何らかの支援が必要な親子と思われます. 育児に悩んでいないか, 保護者に声掛けしてください. また親子の様子を引き続き観察してください.
B 〈子どもの所見〉 □ 極端に低成長である　　□ う蝕が多い □ 身体, 服装などが不衛生である 〈保護者の様子〉 □ 受診までの時間経過が長い □ 依頼や指導, 忠告などへの反応がまったくない □ ドクターショッピングをしている	⇒ **〈子どもの所見〉,〈保護者の様子〉でそれぞれ1つ以上あてはまる場合は……** 　児童虐待（ネグレクト）および不適切な養育の疑いがあります. 最寄りの児童相談所へ相談してください.
C 〈子どもの身体所見〉 □ 事故では起きない不自然なあざ・外傷・熱傷がある □ 色の違う（新旧の）あざが混在している □ 複数回・多発骨折　　□ 頭蓋骨骨折 □ 頭蓋内出血　　　　　□ 網膜出血 □ 不自然な前歯（口腔内）の外傷 □ 肛門や性器周辺の外傷　　□ 若年妊娠 〈保護者の様子〉 □ 発症・受傷状況の説明が不自然（あるいはころころ変わる） □ 受診までの時間経過が長い	⇒ **〈子どもの身体所見〉,〈保護者の様子〉でそれぞれ1つ以上あてはまる場合は……** 　緊急性の高い児童虐待の疑いがあります. 虐待対応可能な近隣の病院への保護（入院・紹介）の準備をすすめてください.

※このリストに書かれているもの以外でも, 子どもの所見, 保護者への言動などで不審な点がみられる場合は, 重症度に応じて病院や児童相談所へつないでください.

2 脳からみた「健やかな育ち」

ここでは，子どもの発達を「脳の働き」からみていきましょう．

❶ 人間の脳は生理的な早産で生まれる

馬や牛などが，生まれてすぐに立ち上がり，母親のもとに行くのを目にしたことがあると思います．ところが生まれたての人間の赤ちゃんは何もできず，ただ泣くばかりです．

人間がほかの動物と同じように生まれてくるためには，妊娠期間は少なくともあと 10 か月間必要になります．出生時の子どもの体重はおよそ 3 kg，身長は 50 cm，頭囲は 33 cm，脳の重さは 300〜350 g です．立って歩ける 1 歳の子どもの体重は 7〜11 kg（脳の重さ 800〜900 g），身長も 70〜80 cm あります．そのような子どもがおなかのなかにいたとすると，羊水，胎盤を合わせて 15 kg ぐらいになります．これでは二本足で歩く人間にとって，妊娠を続行することは不可能です．狭い産道を通ってくることもできません．つまり人間の脳は生理的な早産で，未熟なまま生まれてくるのです．

だからこそ，人間はこれだけの偉大な文明を築き上げることができたのです．脳がまだ完成されていない状態で生まれてくるため，いろいろなパターンを教え込み，体得させることができます．逆にマイナスの面としては，外界への適応力が非常に弱く，さまざまな問題がおきます．このように，生理的な早産で生まれてくるということによって，正の面と負の面が生じてくるのです．

❷ 脳の発達には階段がある

子どもの発達をみると，階段があるのに気づきます．「この子は何もしない」と心配していたら，急にいろいろなことをやりだす，伸び悩む時期がきて，また急に伸びる，発達は坂道ではなく階段になっています．

第 1 の階段が 3 歳まで，次が小学校に入るとき，最後に中学校に入るとき，それぞれ大きな階段があります．これは万国共通で，しかも大昔から同じです．教育は 6〜7 歳ではじまり，中等教育，高等教育と続きます．

昨日までできなかったことがある日突然，できるようになるのも不思議なことではありません．人間の脳の発達には必ず階段がありますから，伸び悩みの時期の行為はすべて貯金と考えるべきでしょう．

子どもと一生懸命遊んであげる，ずっと同じことをやっていてもそのま

まやらせる，変化がないと思ってもどんどんやってあげる，たくさん話しかけ，一緒に遊ぶという経験を蓄えさせます．そのうちにその貯金が大きな利子をつけてポーンと戻ってくるのです．この貯金を発達の準備性，レディネスといいます．発達の基本はすべてここからきています．

❸ 脳の役割分担

脳の役割は，「生きている」「たくましく生きていく」「うまく生きていく」「よく生きていく」の４つに分けることができます．

●生きている

呼吸・循環・血圧・消化・排泄・体温・血糖・ホルモン・電解質などの調節，立っている・座っている姿勢の調節などは，「植物的な」意味で生きている基本的な機能です．大脳皮質を含めここも壊れているものを脳死といいます．この機能だけが保たれているのが植物状態です．

●たくましく生きていく

喜怒哀楽の本能で，下等動物的な役割です．人間では，脳の進化において最も古いといわれる大脳辺縁系が担っています．

●うまく生きていく

「手八丁口八丁」といいますが，じょうずに情報を収集し，器用に情報発信する高等動物的な役割です．

●よく生きていく

前頭葉は情操，意欲，思考をつかさどります（図5-7）．大脳皮質の新皮質といわれる重要な部分です．側頭葉はデータバンク的な役割があります．中心溝の後方に感覚系インプットがあり，後頭葉が視覚，側頭葉の内側が聴覚やにおいの感覚の中枢のあるところです．そして中心溝の前方に運動系のアウトプットがあります．

新皮質
大脳皮質の一部で，最も新しく発生した部分．

❹ 適度に本能を満たさなければならない人間

思春期の女性に多い，神経性食欲不振症や過食症という病気があります．「生きている」という機能の障害です．視床下部には満腹中枢と空腹中枢がすぐ隣同士にあります．それが壊れると，いくら食べてもどんどん食べる，逆にどんなにおなかがすいてもまったく食べない，といった障害を起こします．すぐ隣に「たくましく生きていく」という大脳辺縁系があります．喜怒哀楽などの情動的なものが満たされていないと，過食や拒食が誘発されます．女性の場合，生理が止まったり，ホルモンが変化して身長が伸びなくなったり，からだがカサカサになったり，体温が下がったりと大きな影響があります．ですから，人間というのは適度に本能を満たしたほうがよく，抑制しすぎてはいけないのです．

「うまく生きていく」のは，脳の運動系の役割です．脳の中心溝の上部

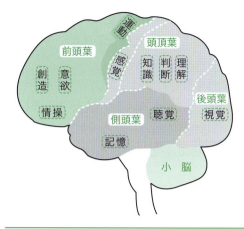

図 5-7　脳の役割

に運動をつかさどる領域があり，そのたった 4 分の 1 ぐらいの部分が脇から下の広い部分をコントロールしています．人間として重要な部分はここにあり，非常に細かく発達しているのです．「人間は言葉をしゃべる動物である」「人間は道具を使う動物である」「人間は火を扱う」「表情をもっている」，それらはすべてこの部分の話です．

❺　大切な前頭葉の働き

　脳は，起きているときはすべての場所をフルに働かせて，はじめてひとつのことができます．とくに前頭葉の働きは情操・意欲・思考・理性をつかさどり，とても重要です．前頭葉は個性の源であり，「生きる喜び」の賜物です．いわば人類が獲得した最大の財産なのです．前頭葉がなくてはロボットと同じです．ですから，教育や医療の究極の目的は，いかに効果的に，前頭葉を鍛えるかということです．それは「生きている」，「たくましく」「うまく」生きていくことを満たしてからはじめることなのです．段階を追って，「よく」生きていくことにつなげます．

　たとえば，ベートーベンの曲を弾こうと思うと，まず体調を整え，穏やかな気持ちで下準備をします．そして曲想を頭に浮かべて，今日はこういう感じで弾いてみようと想像します．そして自分の記憶で楽譜を見ながら，それから自分の出した音を聴きながら，指のパターンを決めて，ああ，うまく弾けているな，こういうふうにしなければいけないな，などと考えながら弾くのです．これらはすべて前頭葉のリードで行われます．

❻　脳の休息「眠り」

　脳はいつも活発ではいられません．休む必要があり，それが眠りです．
　眠りには段階があり，脳波でわかります．一生懸命起きているとアルファ波よりも周波数の速い速波が出ますが，ぼんやり起きているとアル

ファ波となり，さらにウトウトしだすと低振幅の速波が中心になります．浅い眠りになると，こぶのような紡錘状の速波になり，ぐっすり寝ると高振幅の遅い波形となります．

　人間の脳は確実に休まなければなりませんが，脳が全部眠ってしまったら，からだのコントロールが不能となり死んでしまいます．そのため，「生きている」という植物的な機能の眠る時期と，「たくましく」「うまく」「よく」生きるという大脳の眠る時期があり，交互にうまく眠っているのです．

　表面の大脳皮質が起きていて，ほかの奥の脳が眠っているときに子どもを見てみると，目がキョロキョロ動き，不規則な呼吸をしていることがわかります．これは「生きている」という機能が眠っていて，血圧，呼吸，心拍などの自律神経系が乱れているものの，表面の大脳皮質は起きていて夢を見ていることが多く，脳の機能の乱れが過剰にならないように調整しています．これを逆説睡眠（レム睡眠）といい，1日に5回ぐらいあります．逆説睡眠と正睡眠（ノンレム睡眠）が交互に現れて眠っているのです．

　このように人間には体内時計があり，子どもほど逆説睡眠が長く，ホルモン的な変化で成長します．とくに睡眠直後の数時間に成長ホルモンが多く出ます．まさに「寝る子は育つ」なのです．

　人類の何万年もの歴史のなかで，こんなに宵っ張りになったのはこの50〜100年です．人間は暗くなったら眠り，明るくなったら起きる動物です．子どもの睡眠時間をしっかり確保したいものです．それによりおとなも自分の時間ができて，明日への英気を養えるのです．そして今日はよい一日だったなと子どものスヤスヤとした寝姿をみて眠りにつきたいものです．

睡眠のリズム
第1章 p.43 参照

COLUMN

子育ては楽しいですか？

　もし，楽しくないという方は，生活のリズムを見直してください．
　まず子どもを夜早く寝かせること，小学校低学年までは夜9時には寝入ってほしいのです．そして朝，目が覚めて子どもは好きなことをしますので，「おもしろそうだね」「じょうずだね」とほめてください．大切な自立心が育ちます．
　それから朝ごはんをしっかり食べます．大切なことは，食事内容よりもテレビなしで楽しく食べる雰囲気です．さらに，大切なのにおろそかになりがちなのが"うんち"です．いちばん出やすい朝食後に"うんち"を毎日きちんと出すことです．
　生活のリズムが整ったら，安全な公園でせいいっぱい自由に遊ばせ，自分のからだの動きの限界を覚えさせてください．「危ない」「ダメ」はなるべく言わないでほしいのです．小さなけがは，大きなけがをしないための宝です．「大丈夫，ちちんぷぃぷぃ」と言ってあげてください．

資　料　編

児童憲章	112
児童の権利に関する条約	113
児童虐待の防止等に関する法律	118
保育所保育指針解説書	120

児童憲章（全文）

（解説：太田由紀枝）

われらは，日本国憲法の精神にしたがい，児童に対する正しい観念を確立し，すべての児童の幸福をはかるために，この憲章を定める．

児童は，人として尊ばれる．

児童は，社会の一員として重んぜられる．

児童は，よい環境のなかで育てられる．

1　すべての児童は，心身ともに健やかにうまれ，育てられ，その生活を保障される．

2　すべての児童は，家庭で，正しい愛情と知識と技術をもって育てられ，家庭に恵まれない児童には，これにかわる環境が与えられる．

3　すべての児童は，適当な栄養と住居と被服が与えられ，また，疾病と災害からまもられる．

4　すべての児童は，個性と能力に応じて教育され，社会の一員としての責任を自主的に果たすように，みちびかれる．

5　すべての児童は，自然を愛し，科学と芸術を尊ぶように，みちびかれ，また，道徳的心情がつちかわれる．

6　すべての児童は，就学のみちを確保され，また，十分に整った教育の施設を用意される．

7　すべての児童は，職業指導を受ける機会が与えられる．

8　すべての児童は，その労働において，心身の発育が阻害されず，教育を受ける機会が失われず，また，児童としての生活がさまたげられないように，十分に保護される．

9　すべての児童は，よい遊び場と文化財を用意され，わるい環境からまもられる．

10　すべての児童は，虐待・酷使・放任その他不当な取扱からまもられる．あやまちをおかした児童は，適切に保護指導される．

11　すべての児童は，身体が不自由な場合，または精神の機能が不充分な場合に，適切な治療と教育と保護が与えられる．

12　すべての児童は，愛とまことによって結ばれ，よい国民として人類の平和と文化に貢献するように，みちびかれる．

解説

「児童憲章」は 1951 年 5 月 5 日に制定されました．制定の背景を知るために，まず 1951 年前後にどのようなことがあったのかを考えてみましょう．

1945 年 8 月 15 日に第二次世界大戦が終わりました．よく知られているとおり，この戦争では国内外で多くの人々が犠牲になりました．戦争を何とか生きのびても，家族と離れ離れになってしまった子どももたくさんいました．

戦争が終わっても食糧事情はなかなか改善せず，飢えに苦しむ子どもたちもまだたくさんいました．そのうえ衛生状態が悪くなり，感染症の蔓延という問題もありました．そのような荒廃した社会環境のなか，子どもたちを守り，健康に育てるための施策が必要になりました．

将来に夢をつなぎ，次世代を担う子どもたちのために，1947 年に制定された「児童福祉法」の

第1章総則には次のように書かれています.

児童福祉法　第1章
（総則）
第1条　すべて国民は，児童が心身ともに健やかに生まれ，且つ，育成されるよう努めなければならない.
　　2　すべて児童は，ひとしくその生活を保障され，愛護されなければならない.
第2条　国及び地方公共団体は，児童の保護者とともに，児童を心身ともに健やかに育成する責任を負う.
第3条　前2条に規定するところは，児童の福祉を保障するための原理であり，この原理は，すべて児童に関する法令の施行にあたって，常に尊重されなければならない.

「児童憲章」は，この「児童福祉法」をふまえ，児童の権利を改めて確認したものです．憲章は，60年以上前に制定されたもののため，表現は現代的とはいえません．しかし，一つ一つの条文は，先進的な考え方が示された斬新なものであることがわかります．それは，現代の子育てと照らし合わせてみることでもよくわかります．

「児童憲章」が制定された5月5日は「こどもの日」です．「こどもの日」は「児童憲章制定記念日」であることを忘れないようにしましょう．

児童の権利に関する条約（抜粋）

（解説：太田由紀枝）

テレビやラジオ，またインターネットの報道などでは，日本だけでなく世界の子どもたちの様子を見聞きする機会がよくあります．そんななか，飢えや戦争，貧困，虐待などで苦しんでいる子どもが世界中にたくさんいることに気づきます．

1989年，多くの子どもたちが苦しむ現状をどうにか打破しようと，国際連合の総会で「児童の権利に関する条約（通称：子どもの権利条約）」が採択されました．世界中の子どもたちに「人間としての権利」を認め，子どもたちがそれらの権利をきちんと行使できるように定めた条約です．1994年，日本もこの国際条約を結んでいます．

ここでは「児童の権利に関する条約」において，とくに「保健」に関する部分を抜粋し，解説をしていきます．

1　児童の最善の利益

第3条
1　児童に関するすべての措置をとるに当たっては，公的若しくは私的な社会福祉施設，裁判所，行政当局又は立法機関のいずれによって行われるものであっても，児童の最善の利益が主として考慮されるものとする．
2　締約国は，児童の父母，法定保護者又は児童について法的に責任を有する他の者の権利及び義務を考慮に入れて，児童の福祉に必要な保護及び養護を確保することを約束し，このため，すべての適当な立法上及び行政上の措置をとる．
3　締約国は，児童の養護又は保護のための施設，役務の提供及び設備が，特に安全及び健康の分野に関し並びにこれらの職員の数及び適格性並びに適正な監督に関し権限のある当局の設定した基準に適合することを確保する．

解説　ここで注目したいのは，「児童の最善の利益が主として考慮されるものとする」という部分です．「児童の最善の利益」とはどういうことでしょうか？　これは「いつどんなときにも，子どもにとって最もよいことは何かを考えて，ことにあたる」ということです．

将来，保育士として子どもにかかわっていくことになるみなさんは，保育所や児童福祉施設において，保育士や施設職員といったおとなの都合で決めるのではなく，子どもにとって何が最もよいことなのかを考えて行動しなければならないということです．

「そんなことは当たり前だ」と思うかもしれません．しかし実際にはそれがむずかしい場合があります．判断に迷ったときはいつもこの条文を思い出し，「この子にとって最もよいことは何だろうか？」と自分に問いかけて進んでいきましょう．

2　生きていくことの権利，発達することの権利

第6条
1　締約国は，すべての児童が生命に対する固有の権利を有することを認める．
2　締約国は，児童の生存及び発達を可能な最大限の範囲において確保する．

解説　「すべての児童が生命に対する固有の権利を有する」とは，世界のすべての子どもたちが「生きる権利をもっていることを認める」ということです．現実には戦争や紛争によって，また事故や虐待などによって生命を失う子どもがたくさんいます．すべてのおとなは，そのような事態を少しでも改善し，子どもたちの生きる権利を守らなければならないのです．

もう一つ気をつけておきたいのは「児童の生存及び発達を可能な最大限の範囲において確保する」とはっきり書かれている点です．子どもは日々，発達し，成長している存在です．生きる権利だけでなく，子どもが健やかに育つ権利も守らなければなりません．まずは生命の安全を確保すること，そして事故や病気，事件などから子どもたちを守ることについて，保育士は最大限の努力をしなければならないのです．

3 行政機関との協力

第18条
1 締約国は，児童の養育及び発達について父母が共同の責任を有するという原則についての認識を確保するために最善の努力を払う．父母又は場合により法定保護者は，児童の養育及び発達についての第一義的な責任を有する．児童の最善の利益は，これらの者の基本的な関心事項となるものとする．
2 締約国は，この条約に定める権利を保障し及び促進するため，父母及び法定保護者が児童の養育についての責任を遂行するに当たりこれらの者に対して適当な援助を与えるものとし，また，児童の養護のための施設，設備及び役務の提供の発展を確保する．
3 締約国は，父母が働いている児童が利用する資格を有する児童の養護のための役務の提供及び設備からその児童が便益を受ける権利を有することを確保するためのすべての適当な措置をとる．

解説　子どもは，基本的にはその父母，または法律で認められた保護者が育てます．子どもを安全かつ健康に育てるためにはいろいろな資源や環境が必要になります．国や市町村はそのための資源を提供し，整備しなければなりません．それがこの部分の趣旨です．「資源」や「環境」には，保育士をめざす人が所属することになる保育所や児童養護施設なども含まれます．日々の保育は一人ひとりの保育士が「子どもにとって，最もよいこと」をめざして行います．国や市町村はそのバックアップをしなければなりません．保育は地域の行政機関と連携・協力し合って行われていくものです．

4 虐待の防止と早期発見

第19条
1 締約国は，児童が父母，法定保護者又は児童を監護する他の者による監護を受けている間において，あらゆる形態の身体的若しくは精神的な暴力，傷害若しくは虐待，放置若しくは怠慢な取扱い，不当な取扱い又は搾取（性的虐待を含む．）からその児童を保護するためすべての適当な立法上，行政上，社会上及び教育上の措置をとる．
2 1の保護措置には，適当な場合には，児童及び児童を監護する者のために必要な援助を与える社会的計画の作成その他の形態による防止のための効果的な手続並びに1に定める児童の不当な取扱いの事件の発見，報告，付託，調査，処置及び事後措置並びに適当な場合には司法の関与に関する効果的な手続を含むものとする．

解説　子どもの虐待について書かれた部分です．子どもの虐待はどのような場合でも絶対に許されません．この部分はとくに，保育士が虐待の防止および早期発見に努めることの責任について書かれています．保育士自身が虐待を行わないことは当然ですが，子どもたちがその保護者や家族，親族，近しいおとななどから虐待を受けていないか見守っていくことも保育士の大切な役割です．子どもの様子を注意深く観察して，チェックを行っていきます．疑わしい兆候をみつけたときは，すぐに報告をする義務があります．子どもの保護者や先輩の保育士に遠慮して虐待の兆候を見て見ぬふりをしてはいけません．求めるべきは「児童の最善の利益」であることを確認しておきましょう．

5　障害をもつ子どもへの対応

第 23 条
1　締約国は，精神的又は身体的な障害を有する児童が，その尊厳を確保し，自立を促進し及び社会への積極的な参加を容易にする条件の下で十分かつ相応な生活を享受すべきであることを認める．
2　締約国は，障害を有する児童が特別の養護についての権利を有することを認めるものとし，利用可能な手段の下で，申込みに応じた，かつ，当該児童の状況及び父母又は当該児童を養護している他の者の事情に適した援助を，これを受ける資格を有する児童及びこのような児童の養護について責任を有する者に与えることを奨励し，かつ，確保する．
3　障害を有する児童の特別な必要を認めて，2 の規定に従って与えられる援助は，父母又は当該児童を養護している他の者の資力を考慮して可能な限り無償で与えられるものとし，かつ，障害を有する児童が可能な限り社会への統合及び個人の発達（文化的及び精神的な発達を含む．）を達成することに資する方法で当該児童が教育，訓練，保健サービス，リハビリテーション・サービス，雇用のための準備及びレクリエーションの機会を実質的に利用し及び享受することができるように行われるものとする．
4　締約国は，国際協力の精神により，予防的な保健並びに障害を有する児童の医学的，心理学的及び機能的治療の分野における適当な情報の交換（リハビリテーション，教育及び職業サービスの方法に関する情報の普及及び利用を含む．）であってこれらの分野における自国の能力及び技術を向上させ並びに自国の経験を広げることができるようにすることを目的とするものを促進する．これに関しては，特に，開発途上国の必要を考慮する．

解 説　　今でも一部の国でみられるように，心身の障がいをもつ子どもの存在そのものを隠した時代が日本でもかつてありました．この条文は，さまざまな障がいをもつ子どもも，健康な子どもと同じようにひとりの人間として尊重され，大事にされなければならない，ということを述べています．さらに，障がいの種類や程度について十分に配慮されることもうたわれています．社会とのつながりのなかで子ども一人ひとりの能力が最大限に発揮されるような環境が整えられることが大切です．子どもを取り巻くすべてのおとなたちが，環境を整える役割を担っています．もちろん一人ひとりの保育士もそうです．

6 病気やけがから守られ，健康に育つ権利

第24条
1 締約国は，到達可能な最高水準の健康を享受すること並びに病気の治療及び健康の回復のための便宜を与えられることについての児童の権利を認める．締約国は，いかなる児童もこのような保健サービスを利用する権利が奪われないことを確保するために努力する．
2 締約国は，1の権利の完全な実現を追求するものとし，特に，次のことのための適当な措置をとる．
　(a) 幼児及び児童の死亡率を低下させること．
　(b) 基礎的な保健の発展に重点を置いて必要な医療及び保健をすべての児童に提供することを確保すること．
　(c) 環境汚染の危険を考慮に入れて，基礎的な保健の枠組みの範囲内で行われることを含めて，特に容易に利用可能な技術の適用により並びに十分に栄養のある食物及び清潔な飲料水の供給を通じて，疾病及び栄養不良と闘うこと．
　(d) 母親のための産前産後の適当な保健を確保すること．
　(e) 社会のすべての構成員特に父母及び児童が，児童の健康及び栄養，母乳による育児の利点，衛生（環境衛生を含む．）並びに事故の防止についての基礎的な知識に関して，情報を提供され，教育を受ける機会を有し及びその知識の使用について支援されることを確保すること．
　(f) 予防的な保健，父母のための指導並びに家族計画に関する教育及びサービスを発展させること．
3 締約国は，児童の健康を害するような伝統的な慣行を廃止するため，効果的かつ適当なすべての措置をとる．
4 締約国は，この条において認められる権利の完全な実現を漸進的に達成するため，国際協力を促進し及び奨励することを約束する．これに関しては，特に，開発途上国の必要を考慮する．

解説　子どもの健康，保健に関して述べられているところです．日本は世界のなかでも乳幼児の死亡率が低い国です．しかし一方で「事故による傷害」の発生率は低いとはいえません．

　子どもの健康な育ちについてはその保護者が中心となります．一方，保育士は子育てのプロとして，保護者のサポートを行うことが期待されています．保育士をめざす人は，正確な情報を入手することを心がけましょう．そして，その情報を子どもとその保護者に伝えることが大切です．

　現代の日本には世界各国の人々が暮らしています．地域によっては，保育所の子どもの半数近くが外国につながる子どもというケースもあります．子どもの健康については，各国で風習や伝統的な考え方の違いがあります．それは尊重しなければならない場合も多いのですが，なかには子どもの健康を害するような風習が行われていることがあるかもしれません．このようなケースを発見したら，保育士として見過ごさず，「児童の最善の利益」を守るという条約を思い出して対応しましょう．子どもにとって最もよいことは何なのかについて，保護者や先輩保育士たちと話し合ういいチャンスにもなります．簡単に答えがでない問いだからこそ，本音の意見交換が貴重なプロセスになります．

資料編 ● 児童の権利に関する条約　**117**

児童虐待の防止等に関する法律（抜粋）

（平成 12 年 5 月 24 日 法律第 82 号，最終改正 令和 2 年 6 月 10 日法律第 41 号）

（解説：太田由紀枝）

　　この法律は，2000 年に制定・施行されました．1990 年代ころから，子どもの虐待に関する報道が増えてきました．なかには虐待によって悲惨な死に方をする子どももみられます．それら問題点が広く浸透するにつれて，社会全体で児童虐待について考えていこうという機運が高まってきました．そんななか，この法律が整備されました．

　　あいまいにとらえられがちだった虐待の定義は，法律の制定によりある程度はっきりしてきました．つまり「どんなことが虐待にあたるのか」，「虐待を疑わせる要素とはどのようなことか」，「虐待を疑った場合，何をしなければならないか」についての共通認識ができてきたのです．

（目的）
第 1 条　この法律は，児童虐待が児童の人権を著しく侵害し，その心身の成長及び人格の形成に重大な影響を与えるとともに，我が国における将来の世代の育成にも懸念を及ぼすことにかんがみ，児童に対する虐待の禁止，児童虐待の予防及び早期発見その他の児童虐待の防止に関する国及び地方公共団体の責務，児童虐待を受けた児童の保護及び自立の支援のための措置等を定めることにより，児童虐待の防止等に関する施策を促進し，もって児童の権利利益の擁護に資することを目的とする．

（児童虐待の定義）
第 2 条　この法律において，「児童虐待」とは，保護者（親権を行う者，未成年後見人その他の者で，児童を現に監護するものをいう．以下同じ．）がその監護する児童（18 歳に満たない者をいう．以下同じ．）について行う次に掲げる行為をいう．
1　児童の身体に外傷が生じ，又は生じるおそれのある暴行を加えること．
2　児童にわいせつな行為をすること又は児童をしてわいせつな行為をさせること．
3　児童の心身の正常な発達を妨げるような著しい減食又は長時間の放置，保護者以外の同居人による前 2 号又は次号に掲げる行為と同様の行為の放置その他の保護者としての監護を著しく怠ること．
4　児童に対する著しい暴言又は著しく拒絶的な対応，児童が同居する家庭における配偶者に対する暴力（配偶者（婚姻の届出をしていないが，事実上婚姻関係と同様の事情にある者を含む．）の身体に対する不法な攻撃であって生命又は身体に危害を及ぼすもの及びこれに準ずる心身に有害な影響を及ぼす言動をいう．）その他の児童に著しい心理的外傷を与える言動を行うこと．

解 説

　　第 2 条では，「児童虐待の定義」について明記されています．ここで押さえておきたいことの 1 つは，「暴力・暴行だけが虐待ではない」ということです．保護者としての適切な養育を怠ることをネグレクトといいますが，これも虐待に含まれます．そのほか，子どもにわいせつな行為をすること，また子どもにわいせつな行為をさせることなどがあります．子どもがいわゆる DV（家庭内暴力）を

みてしまうこともあてはまります.

（児童に対する虐待の禁止）

第３条　何人も，児童に対し，虐待をしてはならない.

（国及び地方公共団体の責務等）

第４条　国及び地方公共団体は，児童虐待の予防及び早期発見，迅速かつ適切な児童虐待を受けた児童の保護及び自立の支援（児童虐待を受けた後 18 歳となった者に対する自立の支援を含む．第３項及び次条第２項において同じ.）並びに児童虐待を行った保護者に対する親子の再統合の促進への配慮その他の児童虐待を受けた児童が家庭（家庭における養育環境と同様の養育環境及び良好な家庭的環境を含む.）で生活するために必要な配慮をした適切な指導及び支援を行うため，関係省庁相互間その他関係機関及び民間団体の間の連携の強化，民間団体の支援，医療の提供体制の整備その他児童虐待の防止等のために必要な体制の整備に努めなければならない.

２　国及び地方公共団体は，児童相談所等関係機関の職員及び学校の教職員，児童福祉施設の職員，医師，歯科医師，保健師，助産師，看護師，弁護士その他児童の福祉に職務上関係のある者が児童虐待を早期に発見し，その他児童虐待の防止に寄与することができるよう，研修等必要な措置を講ずるものとする.

３　国及び地方公共団体は，児童虐待を受けた児童の保護及び自立の支援を専門的知識に基づき適切に行うことができるよう，児童相談所等関係機関の職員，学校の教職員，児童福祉施設の職員その他児童虐待を受けた児童の保護及び自立の支援の職務に携わる者の人材の確保及び資質の向上を図るため，研修等必要な措置を講ずるものとする.

４　国及び地方公共団体は，児童虐待の防止に資するため，児童の人権，児童虐待が児童に及ぼす影響，児童虐待に係る通告義務等について必要な広報その他の啓発活動に努めなければならない.

５　国及び地方公共団体は，児童虐待を受けた児童がその心身に著しく重大な被害を受けた事例の分析を行うとともに，児童虐待の予防及び早期発見のための方策，児童虐待を受けた児童のケア並びに児童虐待を行った保護者の指導及び支援のあり方，学校の教職員及び児童福祉施設の職員が児童虐待の防止に果たすべき役割その他児童虐待の防止等のために必要な事項についての調査研究及び検証を行うものとする.

６　児童の親権を行う者は，児童を心身ともに健やかに育成することについて第一義的責任を有するものであって，親権を行うに当たっては，できる限り児童の利益を尊重するよう努めなければならない.

７　何人も，児童の健全な成長のために，家庭（家庭における養育環境と同様の養育環境及び良好な家庭的環境を含む.）及び近隣社会の連帯が求められていることに留意しなければならない.

解説　ここで述べられているのはおもに国や地方自治体の役割についてです．保育士をめざす人は，国や地方自治体（市町村など）が児童虐待に関してどのような働きをしなければならないかを知っておく必要があります.

　ところで職業人としての保育士のミッション（使命）の一つに「子育て支援」があります．そのなかで，保護者が意に反して子どもを虐待してしまわないよう，保育のプロとして保護者を支えていくことが具体的にあげられます.

　日々子どもたちと過ごす保育士は，保護者と同じくらい，子どものことを知っているといっていい

でしょう．どうすれば虐待を受けた子どもが受けた傷を最小限にとどめて成長していけるかを保育士は先頭に立って考えていかなければなりません．関係者と話し合いながら，必要なときには地方自治体とのスムーズな連携をとっていくことが大切です．このことは次の「第５条」２にも明記されています．

（児童虐待の早期発見等）
第５条　学校，児童福祉施設，病院その他児童の福祉に業務上関係のある団体及び学校の教職員，児童福祉施設の職員，医師，歯科医師，保健師，助産師，看護師，弁護士その他児童の福祉に職務上関係のある者は，児童虐待を発見しやすい立場にあることを自覚し，児童虐待の早期発見に努めなければならない．
２　前項に規定する者は，児童虐待の予防その他の児童虐待の防止並びに児童虐待を受けた児童の保護及び自立の支援に関する国及び地方公共団体の施策に協力するよう努めなければならない．
３　学校及び児童福祉施設は，児童及び保護者に対して，児童虐待の防止のための教育又は啓発に努めなければならない．

解説

　　第５条冒頭の条文に注目してみましょう．保育士は「児童虐待を発見しやすい立場」であり，それは「児童虐待の早期発見」をしやすい場所にいるということです．子どもはその表情やしぐさ，何気ない一言などで虐待のサインを出しています．しかしサインを出していても，保育士が「虐待の早期発見」を意識していなければ，子どもからの切実な意思表示を見逃してしまうかもしれません．虐待は，早く発見し，早く対応することが大切です．保育士は早期発見の鍵を握る第一人者といえるのです．

保育所保育指針解説書（抜粋）

（平成29年　厚生労働省雇用均等・児童家庭局保育課）

第３章　健康及び安全

　保育所保育において，子どもの健康及び安全の確保は，子どもの生命の保持と健やかな生活の基本であり，一人一人の子どもの健康の保持及び増進並びに安全の確保とともに，保育所全体における健康及び安全の確保に努めることが重要となる．
　また，子どもが，自らの体や健康に関心をもち，心身の機能を高めていくことが大切である．
　このため，第１章及び，第２章等の関連する事項に留意し，次に示す事項を踏まえ，保育を行うこととする．

解説

子どもの生命と心の安定が保たれ，健やかな生活が確立されることは，日々の保育の基本である．そのためには，一人ひとりの子どもの健康状態や発育及び発達の状態に応じ，子どもの心身の健康の保持と増進を図り，危険な状態の回避等に努めることが大切である．保育は，子どもの健康と安全を欠いては成立しないことを，施設長の責務の下に全職員が共通して認識することが必要である．

また，保育所は，子どもが集団で生活する場であり，保育所における健康と安全は，一人ひとりの子どもに加えて，集団の子どもの健康と安全から成り立っていると言える．

子どもの健康と安全は，おとなの責任において守らなければならないが，同時に，子ども自らが健康と安全に関する力を身につけていくことも重要である．とくに，保育における子どもの健康と安全については，疾病・異常や傷害への対応だけでなく，子どもの心身の健康増進と健やかな生活の確立を目指す視点に基づいた保育士等による関わりや配慮等の積極的な実践が望まれる．

1　子どもの健康支援

（1）子どもの健康状態並びに発育及び発達状態の把握
ア　子どもの心身の状態に応じて保育するために，子どもの健康状態並びに発育及び発達状態について，定期的，継続的に，また，必要に応じて随時，把握すること．
イ　保護者からの情報とともに，登所時及び保育中を通じて子どもの状態を観察し，何らかの疾病が疑われる状態や傷害が認められた場合には，保護者に連絡するとともに，嘱託医と相談するなど適切な対応を図ること．看護師等が配置されている場合には，その専門性を生かした対応を図ること．
ウ　子どもの心身の状態等を観察し，不適切な養育の兆候が見られる場合には，市町村や関係機関と連携し，児童福祉法第25条に基づき，適切な対応を図ること．また，虐待が疑われる場合には，速やかに市町村又は児童相談所に通告し，適切な対応を図ること．

解説

【心身の状態の把握の意義】

子どもの健康状態や発育及び発達状態を的確に把握することは，心身の状態に即して適切な関わりや配慮を行うために欠かすことができない．また，定期的，継続的に把握することによって，慢性的疾患や障害，不適切な養育等の早期発見につながることもある．

乳幼児期の子ども同士が集団の中で生活をともにする保育所においては，一人ひとりの健康状態を把握することによって，保育所全体の子どもの疾病の発生状況も把握することができ，早期に疾病予防策を立てることにも役立つ．

【健康状態の把握】

子どもの健康状態の把握は，嘱託医と嘱託歯科医による定期的な健康診断に加え，保育士等による日々の子どもの心身の状態の観察，さらに保護者からの子どもの状態に関する情報提供によって，総合的に行う必要がある．

保育士等による日々の健康観察では，子どもの心身の状態をきめ細かに確認し，平常とは異なった状態をすみやかに見つけ出すことが重要である．観察すべき事項としては，機嫌，食欲，顔色，活動性等のどの子どもにも共通した項目と，一人ひとりの子ども特有の疾病等に伴う状態がある．また，同じ子どもでも発達過程により症状の現れ方が異なることがあり，子どもの心身の状態を日頃から把

資料編 ● 保育所保育指針解説書　121

握しておくことが必要である.

　なお，一人ひとりの子どもの生育歴に関する情報を把握するに当たっては，母子健康手帳等の活用が有効である．活用の際は，保護者の了解を求めるとともに，その情報の取扱いに当たっては，秘密保持義務があることに留意しなければならない.

【発育及び発達状態の把握】

　乳幼児期の最も大きな特徴は，発育，発達が顕著であることである．発育や発達は，出生後からの連続した現象であり，定期的，継続的に，または必要に応じて随時，把握することが必要であり，それらをふまえて保育を行わなくてはならない．発育，発達の状態の把握は，健康状態の見極めだけでなく，家庭や保育所での生活の振り返りにも有効である.

　発育状態の把握の方法としては，定期的に身長や体重等を計測し，前回の計測結果と比較する方法が最も容易で効果的である．あわせて，肥満ややせの状態も調べることが大切である．この結果を，個別に記録するとともに，各家庭にも連絡することで，家庭での子育てに役立てられる.

　発達状態については，子どもの日常の言動や生活等の状態のていねいな観察を通して把握する．心身の機能の発達は，脳神経系の成熟度合や疾病，異つねに加えて，出生前及び出生時の健康状態や発育及び発達状態，生育環境等の影響もあり，さらに個人差も大きいことから，安易に予測や判断をすることは慎むべきである.

解説

　保育中の子どもの心身の状態については，日々，必要に応じて保護者に報告するとともに，留意事項などについても必要に応じて助言する．保育中に発熱などの異常が認められた場合，また傷害が発生した場合には，保護者に連絡をするとともに，状況に応じて，嘱託医やかかりつけ医等の指示を受け，適切に対応する必要がある.

　長期の観察によって，疾病や障害の疑いが生じた時には，保護者に伝えるとともに，嘱託医や専門機関と連携しつつ，対応について話し合い，それを支援していくことが必要である.

　また，疾病や傷害発生時，虐待などの不適切な養育が疑われる時など，それぞれの状況に活用できるマニュアルを作成するなどして基本的な対応の手順や内容等を明確にし，職員全員がこれらを共有して適切に実践できるようにしておくことが必要である．この際，嘱託医や看護師，栄養士等の専門的機能が発揮されることが望ましい.

解説

【虐待対策の必要性】

　保育所では，子どもの心身の状態や家庭での生活，養育の状態等の把握に加え，送迎の機会等を通じて保護者の状況などの把握ができる．そのため保護者からの相談を受け，支援を行うことが可能である．そうした取組は虐待の発生予防，早期発見，早期対応にもつながる.

　虐待等の早期発見に関しては，子どもの身体，情緒面や行動，家庭における養育等の状態について，普段からきめ細かに観察することが必要である．また，保護者や家族の日常の生活や言動等の状態を見守ることも必要である.

　子どもの身体の状態を把握するための視点としては，身長が低い，発育の遅れや栄養不良，不自然な傷やあざ，骨折，火傷，虫歯の多さまたは急な増加等があげられる.

　子どもの情緒面や行動の状態を把握するための視点としては，おびえた表情が見られる，表情の乏しさ，笑顔や笑いの少なさ，極端な落ち着きのなさ，激しい癇癪を起こす，泣きやすさ，言葉の少なさ，多動，不活発，攻撃的行動，衣類の着脱を嫌う様子，食欲不振，極端な偏食，拒食・過食等があ

げられる.

子どもの養育状態を把握するための視点としては，不潔な服装や体で登園する，不十分な歯磨きしかなされていない，予防接種や医療を受けていない状態等があげられる.

保護者や家族の状態を把握するための視点としては，子どものことを話したがらない様子や子どもの心身について説明しようとしない態度が見られること，子どもに対する拒否的態度，過度に厳しいしつけ，叱ることが多いこと，理由のない欠席や早退，不規則な登所時刻等があげられる.

【虐待等が疑われる場合や気になるケースを発見した時の対応】

保育所では，保護者が何らかの困難を抱え，そのために養育をとくに支援する必要があると思われる場合に，速やかに市町村等の関係機関と連携を図ることが必要である.

とくに，保護者による児童虐待のケースについては，まずは児童相談所及び市町村へ通告することが重要である.その後，支援の方針や具体的な支援の内容などを協議し，関係機関と連携することが必要になる.児童虐待防止法では，第6条において，「児童虐待を受けたと思われる児童を発見した者は，速やかに，これを市町村，都道府県の設置する福祉事務所若しくは児童相談所または児童委員を介して市町村，都道府県の設置する福祉事務所若しくは児童相談所に通告しなければならない.」としている.そして，この場合，同法第6条第3項において，「刑法（明治四十年法律第四十五号）の秘密漏示罪の規定そのほかの守秘義務に関する法律の規定は，第一項の規定による通告をする義務の遵守を妨げるものと解釈してはならない.」と規定し，通告が守秘義務違反には該当しないことを明記している.

（2）健康増進
ア　子どもの健康に関する保健計画を全体的な計画に基づいて作成し，全職員がそのねらいや内容を踏まえ，一人一人の子どもの健康の保持及び増進に努めていくこと.
イ　子どもの心身の健康状態や疾病等の把握のために，嘱託医等により定期的に健康診断を行い，その結果を記録し，保育に活用するとともに，保護者が子どもの状態を理解し，日常生活に活用できるようにすること.

解説　保育所の子どもの健康増進に当たっては，一人ひとりの子どもの生活のリズムや食習慣などを把握するとともに，全体的な計画に基づいて年間の保健計画を作成し，発育及び発達に適した生活を送ることができるよう援助する必要がある.また，健康診断など，保健の活動についての記録と評価及びこれに基づく改善という一連の取組により，子どもの健康の保持と増進が図られるよう，全職員が共通理解を持って取り組むことが重要である.

睡眠，食事，遊びなど一日を通した生活のリズムを整えることは，心身の健康づくりの基礎となる.保護者の理解と協力を得ながら，家庭と保育所を通じて生活のリズムがバランスよく整えられるよう配慮することが大切である.

また，日々の保育の中で，子どもたちが健康に関心を持ち，健康の保持や増進のための適切な行動がとれるよう，発達過程に応じ，身体の働きや生命の大切さなどを伝え，基本的な清潔の習慣や健康な食生活が身につくよう援助することが必要である.とくに，排泄の自立の援助は，その生理的機能の発達の個人差や情緒面での配慮が重要であり，家庭との連携が必要である.

子どもの身体機能の発達を促すため，一人ひとりの発育及び発達の状態や日々の健康状態に配慮し

資料編 ● 保育所保育指針解説書　123

ながら，日常的な遊びや運動遊びなどを通して体力づくりができるよう工夫することが求められる．

さらに，保護者に日々の健康状況や健康診断の結果などを報告したり，疾病時の看護の方法や感染予防の対応などを伝えたり，保護者会などの機会を通して健康への理解を深める働きかけをしたりするなど，計画的に子どもの健康をめぐる家庭との連携を図ることが重要である．

解 説

健康診断は，設備運営基準第12条の規定に基づき，学校保健安全法（昭和33年法律第56号）の規定に準じて，身長及び体重，栄養状態や脊柱及び胸郭の疾病及び異常の有無，四肢の状態等の項目について行われる．保育士等は，健康診断に際し，一人ひとりの子どもの発育及び発達の状態と健康状態とともに，保護者の疑問や不安などを嘱託医に伝え，適切な助言を受けることが大切である．

健康診断の結果は，日々の健康管理に有効活用できるよう記録し，家庭に連絡する．とくに受診や治療が必要な場合には，嘱託医と連携しながら，保護者にていねいに説明することが必要である．

健康診断の結果によっては，嘱託医と相談しながら適切な援助が受けられるよう，市町村，保健及び医療機関，児童発達支援センター等との連携を図る．

歯科健診についても，計画的に実施し，その結果を記録して保護者に伝えることが必要である．歯や口の健康は，生涯にわたる健康づくりの基盤であり，歯磨き指導についての計画を作成するなど，保護者や子どもが健康を維持するための方法や習慣について関心を持つことができるよう援助することが大切である．

（3）疾病等への対応

ア　保育中に体調不良や傷害が発生した場合には，その子どもの状態等に応じて，保護者に連絡するとともに，適宜，嘱託医や子どものかかりつけ医等と相談し，適切な処置を行うこと．看護師等が配置されている場合には，その専門性を生かした対応を図ること．

イ　感染症やその他の疾病の発生予防に努め，その発生や疑いがある場合には，必要に応じて嘱託医，市町村，保健所等に連絡し，その指示に従うとともに，保護者や全職員に連絡し，予防等について協力を求めること．また，感染症に関する保育所の対応方法等について，あらかじめ関係機関の協力を得ておくこと．看護師等が配置されている場合には，その専門性を生かした対応を図ること．

ウ　アレルギー疾患を有する子どもの保育については，保護者と連携し，医師の診断及び指示に基づき，適切な対応を行うこと．また，食物アレルギーに関して，関係機関と連携して，当該保育所の体制構築など，安全な環境の整備を行うこと．看護師や栄養士等が配置されている場合には，その専門性を生かした対応を図ること．

エ　子どもの疾病等の事態に備え，医務室等の環境を整え，救急用の薬品，材料等を適切な管理の下に常備し，全職員が対応できるようにしておくこと．

解 説

保育所における子どもの疾病等への対応は，保育中の体調不良のみならず，慢性疾患に罹患している子ども等を含めて，子どもの生命保持と健やかな発育，発達を確保していく上で極めて重要である．看護師等が配置されている場合には，その専門性を生かした対応を図ることが必要である．

① 保育中に体調不良や傷害が発生した場合

保護者に子どもの状況等を連絡するとともに，適宜，嘱託医やかかりつけ医と相談するなどの対応が必要である．とくに，高熱，脱水症，呼吸困難，痙攣といった子どもの症状の急変や，事故など救

急対応が必要な場合には，嘱託医やかかりつけ医または適切な医療機関に指示を求めたり，受診したりする．また，必要な場合は救急車の出動を要請するなど，状況に応じて迅速に対応する．そのために，子どもの症状に対して，全職員が正しい理解を持ち，基本的な対応等について熟知することが求められる．

なお，平時から保護者の就労状況や家庭の事情などをふまえ，予め連絡体制を確認しておくなど，さまざまな家庭の状況に配慮して適切に対応することも必要である．

② 感染症の集団発生予防

【保育所における感染症】

保育所は，乳幼児期の子どもたちが毎日長時間にわたり集団生活をする場所であり，午睡や食事，遊びなど，子ども同士が濃厚に接触する機会が多い．抵抗力が弱く，身体の機能が未熟である乳幼児の特性等をふまえ，感染症に対する正しい知識や情報に基づく感染予防のための適切な対応が求められる．

【感染経路対策】

感染症の流行を最小限にするためには，飛沫感染対策として，換気をこまめに行う．また，咳やくしゃみなどを人に向けないようにする．マスクがなくて咳などが出そうな時はハンカチなどで口を覆う等の咳エチケットを，日常生活の中で子どもたちが身につけられるようにしていく．

空気感染対策としては，水痘，麻しん，結核といった空気感染する感染症が疑われる場合には，その子どもをすぐにほかの子どもたちとは別保育とし，換気を行う．保護者に連絡して受診をすすめる．

接触感染対策としては適切な手洗いを行うことが最も重要であり，正しい手洗いの方法を身につける必要がある．

人の血液などを介して感染する感染症の予防では，血液や汗を除く体液（喀痰，尿，糞便等）などに触れる時には，必ず使い捨て手袋を着用し，手袋を外した後には流水と石けんで手洗いを行い，血液等が触れた場所は消毒するといった「標準予防策」をとる必要がある．

【予防接種の勧奨】

予防接種は，感染症予防にとって非常に重要なものである．とくに保育所においては，嘱託医やかかりつけ医の指導の下に，年齢に応じた計画的な接種についての情報提供を行うことが重要である．

【予防接種歴，感染症歴の把握】

保育所に入所する際には，母子健康手帳等を参考に，一人ひとりの子どもの予防接種歴や感染症の罹患歴を把握し，その後，新たに接種を受けた場合や感染症に罹患した場合には，保護者から保育所に報告してもらい，情報を共有することが大切である．

【感染の疑いのある子どもへの対応】

保育所では，感染症の疑いのある子どもについて，嘱託医の指示を受けるとともに，保護者との連絡を密にし，医務室等にてほかの子どもと接触することのないように配慮したり，消毒を行ったりするなど，適切な処置をすることが求められる．

保護者に対しては，かかりつけ医等の診察，治療や指導を受けるように助言し，感染症に罹患していることが確定した時には，嘱託医やかかりつけ医の指示に従うよう協力を求める．また，嘱託医の指導の下に，ほかの保護者にも情報を提供し，感染の有無，経過観察等について理解を求めることが重要である．

資料編 ● 保育所保育指針解説書　125

【出席停止期間及び関係機関との連携】

　いわゆる学校感染症として定められた感染症に罹患した子どもが登園を再開する時期については，学校保健安全法に基づく出席停止期間を目安とすることを基本とする．

　感染症が発生した場合には，嘱託医などの指示に従うとともに，必要に応じて市町村，保健所等に連絡し，予防や感染拡大防止等について，その指示に従う．また，保育所や地域の感染症の発生状況等から，嘱託医が，感染症の予防上必要があり，臨時に保育所の全部または一部の休業が望ましいと判断した場合も同様に，市町村，保健所等に連絡し，情報共有を行いながら，密接に連携し対応する．

③ アレルギー疾患への対応

【アレルギー疾患】

　子どものアレルギー疾患は，気管支喘息，アトピー性皮膚炎，食物アレルギー，アナフィラキシー，アレルギー性鼻炎，アレルギー性結膜炎等さまざまあり，保護者からその対応を求められることが非常に多い．なかでも食物アレルギーとアナフィラキシーに関しては，誤食等が発生すると生命が危険に晒されるおそれがあるため，つねに適切な対応を行うことが重要である．

　日頃の管理として，生活環境の整備（ダニ・ホコリの管理等）や与薬及び外用薬塗布管理，食物アレルギーであれば給食管理，緊急時対応等が求められる．

【アレルギー対応における体制の構築の原則】

　保育所におけるアレルギー対応は，組織的に行う必要がある．施設長の下に対応委員会を組織し，マニュアルを作成し，全職員がそれぞれに役割を分担し，対応の内容に習熟する必要がある．そのためにも，全職員は施設内外の研修に定期的に参加し，個々の知識と技術を高めることが重要である．エピペン®は，子どもの生命を守る観点から，全職員がその取扱いを行うことが出来るようにする．また管理者は，地域医療機関や嘱託医，所在地域内の消防機関，市町村との連携を深め，対応の充実を図ることが重要である．

　アレルギー疾患をもつ子どもについては，医師の診断及び指示に基づいて，適切に対応する必要がある．対応に当たっては，生活管理指導表により，保育所と保護者等の間で情報を共有することが必須である．とくに食物アレルギー対応は日々の食事管理が必要であり，また事故等により重篤化する傾向があるため，生活管理指導表が提出された場合，それに基づいた対応について，必ず施設長，調理員や栄養士等の専門職，保育士等が保護者と面談を行い，子どもの現状を把握し，相互の共通理解及び連携を図る．とくに看護師，栄養士等の専門職がいる場合，専門性を活かした対応の充実を図らなくてはならない．

【安全な給食提供環境の整備】

　食物アレルギーをもつ子どもの誤食事故は，注意を払っていても，日常的に発生する可能性がある．食器の色を変える，座席を固定する，食事中に保育士等が個別的な対応を行うことができるようにする等の環境面における対策を行った上で，安全性を最優先とした人為的な間違いや失敗の対策を講じることが重要である．事前の体制整備として，給食対応の単純化（完全除去か全解除かの二者択一の対応）を原則とし，頻度の多い食材（鶏卵・牛乳・小麦等）を給食に使用しない献立を作成する，指差し声出し確認を徹底する，あと一歩で事故になるところだったという，ヒヤリ・ハット報告の収集及び要因分析を行って事故防止のための適切な対策を講じるなどして，事故が発生する危険性の低減化に努める．

④ 医務室等の整備

体調不良の子どもが，安静を保ち，安心して過ごすことができるよう，またほかの子どもへの感染防止を図ることができるよう，医務室等の環境を整備することが必要である．また，救急用の薬品や，包帯など応急処置用品を常備し，全職員が適切な使用法を習熟しておく必要がある．

⑤ 与薬に関する留意点

保育所において子どもに薬（座薬等を含む．）を与える場合は，医師の診断及び指示による薬に限定する．その際は，保護者に医師名，薬の種類，服用方法等を具体的に記載した与薬依頼票を持参させることが必須である．

保護者から預かった薬については，ほかの子どもが誤って内服することのないように施錠のできる場所に保管する等，管理を徹底しなくてはならない．

また，与薬に当たっては，複数の保育士等で，対象児を確認し，重複与薬や与薬量の確認，与薬忘れ等の誤りがないようにする必要がある．与薬後には，子どもの観察を十分に行う．

⑥ 救急蘇生法等について

救急蘇生を効果的に行うためには，子どもの急変を早期に発見することが重要であり，日頃の健康状態の把握や保健管理のあり方が大きな意味を持つ．また，保育士等をはじめ全職員は，各種研修会等の機会を活用して，救急蘇生法や応急処置について熟知しておく必要がある．自動体外式除細動器（AED：Automated External Defibrillator）が設置してある場合は，その操作について習熟しておく．

⑦ 病児保育事業を実施する場合の配慮

保育所に併設して病児保育事業を実施する場合には，当該事業に従事する看護師等を配置し，嘱託医，連携医療機関と密接な連携を図り，日常の医療面での助言や指導を受けるとともに，緊急時の子どもの受入体制等を構築する．また，実施に当たっては，衛生面に十分配慮し，ほかの子どもや職員への感染を防止することが必要である．保育中に，予想しない病状の変化が見られた場合には，保護者に連絡し，早期にかかりつけ医を受診するように助言するなどの対応も必要である．なお，当該事業に従事する職員は，対応に必要な専門的知識や技術を身につけるなど，資質の向上に努めることが求められる．

⑧ 個別的な配慮を必要とする子どもへの対応

【慢性疾患児への対応】

慢性疾患を持つ子どもの保育に当たっては，かかりつけ医及び保護者との連絡を密にし，予想しうる病状の変化や必要とされる保育の制限等について，全職員が共通理解を持つ必要がある．病状が急変するかもしれないことを念頭に置き，その子どもに合わせた保育を計画する必要がある．定期服薬中の場合には，その薬剤の効能や副作用についても理解しておく必要があり，非常時に備えての予備薬等の預かりについても検討を行う必要がある．

【児童発達支援の必要な子ども】

児童発達支援が求められる子どもに対しては，保護者及び児童発達支援を行う医療機関や児童発達支援センター等と密接に連携し，支援及び配慮の内容や子どもの状況等について情報を共有することなどを通じて，保育所においても児童発達支援の課題に留意した保育を行うことが大切である．

【そのほかの医療的ケアを必要とする子どもへの対応】

医療技術の進歩等を背景として，新生児集中治療室（NICU：NeonatalIntensive Care Unit）等に長期入院した後に，さまざまな医療的ケアを日常的に必要とする子どもが増えている．保育所の

体制等を十分検討した上で医療的ケアを必要とする子どもを受け入れる場合には，主治医や嘱託医，看護師等と十分に協議するとともに，救急対応が可能である協力医療機関とも密接な連携を図る必要がある．医療的ケアは，その子どもの特性に応じて，内容や頻度が大きく異なることから，受け入れる保育所において，必要となる体制を整備するとともに，保護者の十分な理解を得るようにすることが必要である．また，市町村から看護師等の専門職による支援を受けるなどの体制を整えることも重要である．

⑨ 乳幼児突然死症候群（SIDS）

乳幼児突然死症候群（SIDS：Sudden Infant Death Syndrome）は，何の予兆や既往歴もないまま乳幼児が死に至る，原因のわからない病気で，窒息などの事故とは異なる．日本での発症頻度はおよそ出生 6,000 人から 7,000 人に 1 人と推定され，生後 2 か月から 6 か月に多く，まれには 1 歳以上で発症することがある．

SIDS は，うつぶせ，あおむけのどちらでも発症するが，寝かせる際にうつぶせに寝かせた時の方が SIDS の発生率が高いということが研究者の調査からわかっており，顔が見えるあおむけに寝かせることが重要である．

たばこは，SIDS 発症の大きな危険因子であり，妊婦や乳児の近くでの喫煙は不適切である．これには身近な人の理解も大切であり，日頃から喫煙者に協力を求めることが大切である．

また，人工乳（粉ミルク）が SIDS を引き起こすわけではないが，母乳で育てられている赤ちゃんの方が SIDS の発症率が低いということが研究者の調査からわかっている．喜んで母乳を飲み，体重が順調に増えているなら，できるだけ母乳を与えることが重要である．

入所の際には，こうした SIDS に関する情報を保護者に提供することが求められる．

睡眠時に子どもを一人にしないこと，寝かせ方に配慮を行うこと，安全な睡眠環境を整えることは，窒息や誤飲，けがなどの事故を未然に防ぐことにつながるものである．

2 食育の推進

（1）保育所の特性を生かした食育
ア 保育所における食育は，健康な生活の基本としての「食を営む力」の育成に向け，その基礎を培うことを目標とすること．
イ 子どもが生活と遊びの中で，意欲をもって食に関わる体験を積み重ね，食べることを楽しみ，食事を楽しみ合う子どもに成長していくことを期待するものであること．
ウ 乳幼児期にふさわしい食生活が展開され，適切な援助が行われるよう，食事の提供を含む食育計画を全体的な計画に基づいて作成し，その評価及び改善に努めること．栄養士が配置されている場合は，専門性を生かした対応を図ること．

解説

食は，子どもが豊かな人間性を育み，生きる力を身につけていくために，また，子どもの健康増進のために重要である．食育基本法（平成 17 年法律第 63 号）をふまえ，乳幼児期における望ましい食に関する習慣の定着及び食を通じた人間性の形成や家族関係づくりによる心身の健全育成を図るため，保育所においても，食に関する取組を積極的に進めていくことが求められる．

各保育所は，保育の内容の一環として食育を位置付け，施設長の責任の下，保育士，調理員，栄養

士，看護師等の職員が協力し，健康な生活の基本として食を営む力の育成に向けて，その基礎を培うために，各保創意工夫を行いながら食育を推進していくことが求められる．

また，子どもの保護者も，食への理解を深め，食事をつくることや子どもと一緒に食べることに喜びを持てるよう，調理員や栄養士がいたり，調理が可能な設備を有しているなどの環境を活用し，食に関する相談・助言や体験の機会を設けることが望まれる．

解説

保育所における食育は，食を営む力の育成に向け，その基礎を培うために，日々の保育の中で，生活と遊びを通して，子どもが自ら意欲を持って食に関わる体験を積み重ねていくことを重視して取り組む．

食育の実施に当たっては，地域の特性や保育所の状況等をふまえて，家庭や地域社会と連携を図り，それぞれの職員の専門性を生かしながら，創意工夫して進めることが求められる．

食べることを楽しみ，保育士等や仲間などと食事を楽しみ合う子どもに成長していくことを目指し，保育においては，子どもの育ちをふまえた食に関するさまざまな体験が，相互に関連を持ちながら総合的に展開できるようにする．食育に関連する事項は，第1章，第2章に関わることから，これらの内容をふまえ，各保育所で計画的に食育に取り組むことが重要である．

解説

【食育計画の作成と評価】

全体的な計画に基づいた食育計画は，資料等を参照し，指導計画とも関連づけながら，子どもの日々の主体的な生活や遊びの中で食育が展開されていくよう作成する．

保育所での食事の提供も食育の一部として食育計画に含める．また，食育計画が柔軟で発展的なものとなるように留意し，各年齢を通して一貫性のあるものにすることが大切である．

さらに，食育計画をふまえた保育実践の経過やそこでの子どもの姿を記録し，評価を行う．その結果に基づいて取組の内容を改善し，次の計画や実践へとつなげていく．

食事内容を含め，こうした食育の取組を，保護者や地域に向けて発信することも大切である．

栄養士が配置されている場合は，その専門性を十分に発揮し，積極的に食育計画の策定や食育の取組の実践等に関わることが期待される．

【食事の提供に関する留意点】

日々の食事の提供に当たっては，子どもの状態に応じて，摂取方法や摂取量などを考慮し，子どもが食べることを楽しむことができるよう計画を作成することが大切である．

その際，入所前の生育歴や入所後の記録などから，子どもの健康状態，発育及び発達の状態，栄養状態や生活状況などを把握し，それぞれに応じた必要な栄養量が確保できるようにする．さらに，子どもの咀嚼や嚥下機能等の発達に応じて食品の種類，量，大きさ，固さ，食具等を配慮し，食に関わる体験が広がるよう工夫する必要がある．

また，授乳及び離乳期においては，食べる意欲の基礎をつくることができるよう，家庭での生活を考慮し，一人ひとりの子どもの状況に応じ，時間，調理方法，量などを決める必要がある．母乳による育児を希望する保護者のために，衛生面に配慮し，冷凍母乳による栄養法などで対応することが望ましい．

さらに，安全で安心できる食事を提供するために，食材料の選定時や保管時，調理後の温度管理の

資料編 ● 保育所保育指針解説書　129

徹底など安全性と衛生に配慮する．食事の内容を工夫したり，行事において食育に関する取組を行ったりするなど，子どもが地域のさまざまな食文化等に関心を持つことができるようにすることも大切である．子どもの喫食状況などを随時把握して，食育計画に基づく保育の実践を全職員で評価し，食事が子どもにとっておいしく魅力的なものであるよう，その質の改善に努めることが求められる．

（2）食育の環境の整備等
ア 子どもが自らの感覚や体験を通して，自然の恵みとしての食材や食の循環・環境への意識，調理する人への感謝の気持ちが育つように，子どもと調理員等との関わりや，調理室など食に関わる保育環境に配慮すること．
イ 保護者や地域の多様な関係者との連携及び協働の下で，食に関する取組が進められること．また，市町村の支援の下に，地域の関係機関等との日常的な連携を図り，必要な協力が得られるよう努めること．
ウ 体調不良，食物アレルギー，障害のある子どもなど，一人一人の子どもの心身の状態等に応じ，嘱託医，かかりつけ医等の指示や協力の下に適切に対応すること．栄養士が配置されている場合は，専門性を生かした対応を図ること．

解説

　自然の恵みとしての食材について，さまざまな体験を通して意識し，生産から消費までの一連の食の循環や，食べ物を無駄にしないことについての配慮などに意識を持てるよう，さまざまな食材に触れる機会を計画的に保育に取り入れていくことが重要である．たとえば，野菜などの栽培や収穫を通して，食べ物が土や雨，太陽の光などによって育つことに気づいていくことや，毎日運ばれてくる野菜や果物，肉や魚などの食材を日々の生活の中で目にしたり，触れたりする機会などを通して，子どもは自らの感覚で食材や食の環境を意識するようになる．また，育てた食材で調理活動を行うことや調理過程の一部を手伝うこと等の体験を通して，調理室における調理の様子をうかがい知ったり，調理員等と一緒に食べたりする経験などを通じて，食材や調理する人への感謝の気持ち，生命を大切にする気持ちなどが育まれていく．

　保育において，こうした体験を，友達，保育士，調理員，栄養士，保護者，地域の人々など，さまざまな人との関わりを通じて行えるよう工夫することが大切である．また，食事に向けて食欲がわくように，保育所における一日の活動のバランスに配慮していくことも重要である．

　さらに，情緒の安定のためにも，ゆとりある食事の時間を確保し，食事をする部屋が温かな親しみとくつろぎの場となるように，採光やテーブル，椅子，食器，スプーンや箸など食具等，環境の構成に配慮することが大切である．

　このように，保育所の食育においては，食に関する人的及び物的な保育環境の構成に配慮することが必要である．

解説

　食育は，幅広い分野にわたる取組が求められる上，家庭の状況や生活の多様化といった食をめぐる状況の変化をふまえると，より一層きめ細やかな対応や食育を推進しやすい社会環境づくりが重要である．保育所においては，保護者や地域の実情に応じて，市町村，小中学校等の教育関係者，農林漁業者，食品関連事業者，ボランティア等，食育に係るさまざまな関係者と主体的かつ多様に連携，協働した取組が求められる．また，食育の取組を実施するに当たって，このような多様な関係者の協力

を得るためには，市町村の支援の下に，日常的な連携が図られていることが大切である．

解説

食育の推進に当たっては，全職員が食育の目標や内容，配慮すべき事項等について理解を共有した上で，連携，協力して取り組むことが重要である．とくに栄養士等が配置されている場合には，子どもの健康状態，発育及び発達の状態，栄養状態，食生活の状況を見ながら，その専門性を生かし，献立の作成，食材料の選定，調理方法，摂取方法，摂取量の指導に当たることが大切である．また，必要に応じて医療機関や児童発達支援センター等の専門職の指示や協力を受けることが重要である．

① 体調不良の子どもへの対応

子どもの体調不良時や回復期等には，脱水予防のための水分補給に留意するとともに，一人ひとりの子どもの心身の状態と保育所の提供体制に応じて食材を選択し，調理形態を工夫して食事を提供するなど，保護者と相談し，また必要に応じて嘱託医やかかりつけ医の指導，指示に基づいて，適切に対応する．

② 食物アレルギーのある子どもへの対応

保育所における食物アレルギー対応は，安全，安心な生活を送ることができるよう，完全除去を基本として保育所全体で組織的に行う．限られた人材や資源を効率的に運用し，嘱託医，かかりつけ医など医師の診断に基づいて対応しなくてはならない．また，医師との連携，協力に当たっては，生活管理指導表を用いることが必須である．

保育所では，栄養士配置の有無に関わらず，除去食品の誤配や誤食などの事故防止及び事故対策において，安全性を最優先として組織的に最善を尽くす必要があり，つねに食物アレルギーに関する最新の正しい知識を全職員が共有していることが重要である．アナフィラキシーショックへの対応については，エピペン®の使用方法を含めて理解し，身につけておく必要がある．また，栄養士が配置されている場合は，食物アレルギー症状を誘発するリスクの高い食物の少ない，またはそうした食物を使わない献立を作成するなど，さまざまな配慮や工夫を行うことが重要である．さらに食物アレルギーのある子ども及びその保護者への栄養指導や，地域の子どもとその保護者も含めた食育の取組を通じて，食物アレルギーへの理解を深めていくことが求められる．

③ 障害のある子どもへの対応

障害のある子どもに対して，ほかの子どもと異なる食事を提供する場合がある．食事の摂取に際して介助の必要な場合には，児童発達支援センター等や医療機関の専門職による指導，指示を受けて，一人ひとりの子どもの心身の状態，とくに，咀嚼や嚥下の摂食機能や手指の運動機能等の状態に応じた配慮が必要である．また，誤飲をはじめとする事故の防止にも留意しなければならない．さらに，ほかの子どもや保護者が，障害のある子どもの食の生活について理解できるような配慮が求められる．

④ 食を通した保護者への支援

子どもの食に関する営みを豊かにするためには，保育所だけでなく，家庭と連携して食育を進めていくことが大切である．保育所での子どもの食事の様子や，食育に関する取組とその意味などを保護者に伝えることは，家庭での食育の関心を高めていくことにつながる．家庭からの食に関する相談に対応できる体制を整え，助言や支援を行うことが重要である．

具体的な取組の例としては，毎日の送迎時や連絡帳におけるやり取りなどを通じて，一人ひとりの家庭での状況を把握しつつ，助言をしたり乳幼児期の食の大切さを伝えたりすること，食事のサンプル展示や，食事，おやつの時間を含めた保育参観や試食会等を通じて，子どもの食に対する保護者の

資料編 ● 保育所保育指針解説書　131

関心を促していくことが考えられる．また，季節の食材などを使ったレシピや調理方法等，家庭における取組に役立つ情報を提供したり，保護者の参加による調理実践行事などを実施したりして，保護者が子どもと共に食を楽しめるよう支援していくことも大切である．さらに，保護者懇談会などを通して保護者同士の交流を図ることにより，家庭における食育の実践が広がることも期待できる．

　地域の子育て家庭においても，子どもの食に関する悩みが子育てに対する不安の一因となることは少なくない．そのため，食の観点から保護者が子どもについて理解を深め，子育ての不安が軽減されることを通して，家庭や地域における養育力の向上につなげていくことができるよう，保育所の調理室等を活用し，食に関する相談や支援を行うことも重要である．

3　環境及び衛生管理並びに安全管理

（1）環境及び衛生管理
ア　施設の温度，湿度，換気，採光，音などの環境を常に適切な状態に保持するとともに，施設内外の設備及び用具等の衛生管理に努めること．
イ　施設内外の適切な環境の維持に努めるとともに，子ども及び全職員が，清潔を保つようにすること．また，職員は衛生知識の向上に努めること．

解説

【温度等の調節及び衛生管理】

　保育に当たっては，子どもの心身の健康と情緒の安定を図るために，室内の温度や湿度を調節し，換気を行い，さらに，部屋の明るさ，音や声の大きさなどにも配慮して，心地よく過ごすことができるよう環境を整えることが大切である．

　また，つねに清潔な環境を保つことができるよう，日頃から清掃や消毒等を行うことが大切である．その際，消毒薬などは子どもの手の届かない場所で保管，管理し，誤飲の防止等，安全の徹底を図らなくてはならない．

　保育室をはじめとした保育所内の各室，調理室，トイレ，園庭，プールなど各設備の衛生管理はもちろんのこと，歯ブラシやコップ，寝具，床，棚，おむつ交換台，ドアノブ，手洗い用の蛇口など各備品，とくに低年齢児では直接口に触れることも多い玩具は，日々状態を確認し，衛生管理を行う．

　調理室や調乳室では，室内及び調理や調乳のための器具，食器を清潔に保つとともに，食品の品質等の管理，入室時の外衣や帽子の着用といった衛生管理が必要である．

　園庭や砂場では，動物の糞尿の処理，樹木や雑草の管理，害虫などの駆除や消毒，小動物など飼育施設の清潔を保つことなどが必要である．

　プールでは，設備の消毒や水質の管理，感染症の予防のほか，利用時については，重大事故が発生しやすい場面であることをふまえた安全管理の徹底に努める．

【職員の衛生知識の向上と対応手順の周知徹底】

　職員は，感染症及び衛生管理に関する知識と適切な対応方法を日頃から身につけておくことが必要である．嘔吐物や糞便等の処理に当たっては，使い捨てのマスクやエプロン，手袋等の使用や手洗いの徹底など，感染防止のための処理方法とその実施を徹底しておく．また，状況に応じて，処理の際に身につけていた衣服は着替えることが望ましい．

　調乳や冷凍母乳を取り扱う場合や，子どもの食事の介助を行う場合には，手洗いや備品の消毒を行

う等，衛生管理を十分徹底することが重要である．

　全職員は自己の健康管理に留意し，とくに感染症が疑われる場合には速やかに施設長に報告し，自らが感染源にならないよう，適切に対処することが必要である．

【食中毒の予防】

　食中毒の予防に向けて，日常的に，子どもが清潔を保つための生活習慣を身につけられるよう取り組むことが大切である．とくに，手洗いについては，正しい手の洗い方を指導することが重要である．また，動物の飼育をしている場合は，その世話の後，必ず手洗い等を徹底させる．

　調理体験の際は，服装，爪切り，手洗いなど，衛生面の指導を徹底することが必要である．

【食中毒発生時の対応】

　食中毒が発生した場合に備えて，食中毒発生に関する対応マニュアルの作成と全職員への周知も重要である．食中毒が疑われる場合には，対象となる症状が認められる子どもを別室に隔離するとともに，嘱託医や保健所などの関係機関と連携し，迅速に対応する．施設長は，子どもや保護者，全職員の健康状態を確認し，症状が疑われる場合には，医療機関への受診を勧めることが望ましい．

　食中毒発生時は，保健所の指示に従い，食事の提供を中止し，施設内の消毒，職員や子どもの手洗いを徹底する．また，必要に応じて行事を控えるなど，感染拡大の防止に向けた対応が効果的である．

（2）事故防止及び安全対策

ア　保育中の事故防止のために，子どもの心身の状態等を踏まえつつ，施設内外の安全点検に努め，安全対策のために全職員の共通理解や体制づくりを図るとともに，家庭や地域の関係機関の協力の下に安全指導を行うこと．

イ　事故防止の取組を行う際には，特に，睡眠中，プール活動・水遊び中，食事中等の場面では重大事故が発生しやすいことを踏まえ，子どもの主体的な活動を大切にしつつ，施設内外の環境の配慮や指導の工夫を行うなど，必要な対策を講じること．

ウ　保育中の事故の発生に備え，施設内外の危険箇所の点検や訓練を実施するとともに，外部からの不審者等の侵入防止のための措置や訓練など不測の事態に備えて必要な対応を行うこと．また，子どもの精神保健面における対応に留意すること．

解説

　事故の発生を防止するためには，子どもの発達の特性と事故との関わりに留意した上で，事故防止のためのマニュアルを作成するなど，施設長のリーダーシップの下，組織的に取り組む．

　事故発生防止に向けた環境づくりには，職員間のコミュニケーション，情報の共有，事故予防のための実践的な研修の実施等が不可欠である．

　日常的に点検項目を明確にして，定期的に点検を行い，文書として記録し，その結果に基づいて問題のある箇所を改善し，全職員と情報を共有しておく．

　保育中の安全管理には，保育所の環境整備が不可欠であり，随時確認し，環境の維持及び改善に取り組む．また，日常的に利用する散歩の経路や公園等についても，異常や危険性の有無，工事箇所や交通量等を含めて点検し記録を付けるなど，情報を全職員で共有する．

　また，保育中，つねに全員の子どもの動きを把握し，職員間の連携を密にして子どもたちの観察の空白時間が生じないようにする．子どもの安全の観察に当たっては，午睡の時間を含め，一人ひとり

資料編 ● 保育所保育指針解説書　133

の子どもを確実に観察することが重要である.

重大事故の発生防止のため，あと一歩で事故になるところであったという，ヒヤリ・ハット事例の収集及び要因の分析を行い，必要な対策を講じるなど，組織的に取組を行う.

さらに，子どもが家庭においても安全な生活習慣を身につけることができるよう，保護者と連携を図るとともに，交通安全について学ぶ機会を設けるなど，地域の関係機関と連携した安全教育に取り組むことも重要である.

解 説

安全な保育環境を確保するため，子どもの年齢，場所，活動内容に留意し，事故の発生防止に取り組む. とくに，睡眠，プール活動及び水遊び，食事等の場面については，重大事故が発生しやすいことをふまえて，場面に応じた適切な対応をすることが重要である.

たとえば，睡眠中の窒息リスクの除去としては，何より一人にしないことが重要である. 睡眠前には口の中に異物がないかを確認し，柔らかい布団やぬいぐるみ等を使用しない，またヒモ及びヒモ状のものをそばに置かないなど，安全な午睡環境の確保を行う.

プール活動や水遊びを行う場合は，監視者とプール指導等を行う保育士等を分けて配置し，役割分担を明確にする. また，十分な監視体制の確保が出来ない場合は，プール活動の中止も検討すべきである.

食事の場面では，子どもの食事に関する情報（咀嚼や嚥下機能を含む発達や喫食の状況，食行動の特徴など）や当日の子どもの健康状態を把握し，誤嚥等による窒息のリスクとなるものを除去したり，食物アレルギーについては生活管理指導表等に基づいて対応したりすることが必要である.

なお，重大事故を防ぐためには危険を取り除く必要があるが，過度な子どもの遊びの制約については，一定の配慮を要する. 乳幼児期の子どもが遊びを通して自ら危険を回避する力を身につけていくことの重要性にも留意する必要がある. こうした保育所における事故防止のための一連の取組や配慮について保護者に十分周知を図り，理解を深めておくことが重要である.

解 説

重大事故や不審者の侵入等，子どもに大きな影響を及ぼすおそれのある事態に至った際の危機管理についても，緊急時の対応マニュアルを作成するとともに，実践的な訓練，園内研修の充実等を通じて，全職員が把握しておくことが必要である.

たとえば，緊急時の役割分担を決め，見やすい場所に掲示しておくことが，全職員の共通理解を図るため有効である. 重大事故発生時の対応における役割分担を決める際には，応急処置，救急蘇生，救急車の出動の要請，医療機関への同行，事故の記録と保護者及び嘱託医や関係機関等への連絡等といった具体的な行為に関する分担と，指示系統を明確にしておく. 不審者の侵入など不測の事態に関しても，その防止措置を含め，対応の具体的内容や手順，指示の流れなどを職員間で確認しておくことが求められる.

保護者への説明は，緊急時には早急にまた簡潔に要点を伝え，事故原因等詳細については，事故の記録を参考にして改めて具体的に説明する.

日常の備えとして，各職員の緊急連絡網，医療機関及び関係機関のリスト，保護者の緊急連絡先を事前に整理しておくことが重要である. 119番通報の際の要点を事務室に掲示したり，園外活動等の際に携帯したりすることも有効である.

さらに，緊急時に備えた連絡体制や協力体制を保護者や関係機関との間で整えておくとともに，地域とのコミュニケーションを積極的にとり，あらかじめ緊急時の協力や援助を依頼しておく.

また，施設内で緊急事態が発生した際には，保育士等は子どもの安全を確保し，子どもや保護者が不安にならないよう，冷静に対応することが求められる．

　子どもが緊急事態を目前に体験した場合には，強い恐怖感や不安感により，情緒的に不安定になる場合もある（心的外傷後ストレス障害－PTSD：Post Traumatic Stress Disorder）．このような場合には，小児精神科医や臨床心理士等による援助を受けて，子どもと保護者の心身の健康に配慮することも必要となる．

4　災害への備え

（1）施設・設備等の安全確保
　ア　防火設備，避難経路等の安全性が確保されるよう，定期的にこれらの安全点検を行うこと．
　イ　備品，遊具等の配置，保管を適切に行い，日頃から，安全環境の整備に努めること．

解説

　消防法（昭和23年法律第186号）第8条第1項は，保育所に対し，消防計画の作成，消防設備の設置及び防火管理者の設置等を義務付けている．また，設備運営基準第6条等は，消火器等の非常災害に必要な設備の設置等を定めている．

　施設の安全点検を定期的に行うとともに，消防設備や火気使用設備の整備及び点検を定期的に行うことは，安全性の確保の基本である．消火器は落下や転倒しない場所に設置し，その場所と使用方法について全職員に周知する．

　施設の出入り口や廊下，非常階段等の近くには物を置かないなど，避難するルートはいつでも使えるようにしておくとともに，経路にけがの要因となるような危険がないか，日常的に点検を行う必要がある．

　地域や保育所の立地特性によって，起こりうる災害の種類や危険度は異なる．発生する可能性のある災害の種類や危険な場所について，実際に職員自ら足で歩き，交通量や道幅，落下や倒壊など避難の障害となる場所の確認等を知り，予測しておくこと，その情報を全職員で共有することが重要である．

解説

　保育所の安全環境の整備は，子どもが安全に保育所の生活を送るための基本である．安全点検表を作成して，施設，設備，遊具，玩具，用具，園庭等について，安全性の確保や機能の保持，保管の状況など具体的な点検項目，点検日及び点検者を定めた上で，定期的に点検することが必要である．また，遊具の安全基準や規格などについて熟知し，専門技術者による定期点検を実施することが重要である．

　日常的に，避難経路の確保等のために整理整頓を行うとともに，ロッカーや棚等の転倒防止や高い場所からの落下物防止の措置を講じたり，ガラスに飛散防止シートを貼ったりするなど，安全な環境の整備に努める必要がある．なお，こうした安全環境の整備は，非常時だけでなく日常の事故防止の観点からも重要である．

資料編 ● 保育所保育指針解説書　135

（2）災害発生時の対応体制及び避難への備え
　　ア　火災や地震などの災害の発生に備え，緊急時の対応の具体的内容及び手順，職員の役割分担，避難訓練計画等に関するマニュアルを作成すること．
　　イ　定期的に避難訓練を実施するなど，必要な対応を図ること．
　　ウ　災害の発生時に，保護者等への連絡及び子どもの引渡しを円滑に行うため，日頃から保護者との密接な連携に努め，連絡体制や引渡し方法等について確認をしておくこと．

解説

　設備運営基準第6条第1項において，「児童福祉施設においては，軽便消火器等の消火器具，非常口その他非常災害に必要な設備を設けるとともに，非常災害に対する具体的計画を立て，これに対する不断の注意と訓練をするように努めなければならない．」ことが定められている．保育所の立地条件や規模，地域の実情をふまえた上で，地震や火災などの災害が発生した時の対応等について各保育所でマニュアルを作成し，保育所の防災対策を確立しておく必要がある．

　マニュアルの作成に当たっては，それぞれの保育所に応じた災害の想定を行い，保育所の生活において，さまざまな時間や活動，場所で発生しうることを想定し，それに備えることが重要である．

　災害が発生した場合，電話や電子メールなどが使えない可能性も含めた初期の対応として，安全な場所への避難を含めた適切な指示や救助，応急手当等が重要である．そのためには，日頃から，災害発生時の各職員の適切な役割分担と責任について明らかにし，全職員で共有する必要がある．

　また，災害の発生時に加え，事後の危機管理についても，施設内外の安全確認や避難後の情報収集，地震等の後に起こる二次災害への対応など含め対応が必要になる．また，保育所が地域住民等の避難所になった場合についても，施設の提供範囲や安全面及び衛生面の管理，避難者の把握，災害対策本部への届け出等について，あらかじめ想定しておくことが望ましい．

　こうしたさまざまな緊急時の対応のマニュアルや，避難訓練に関する計画等を作成し，災害の発生に保育所の職員が協力して対応するための体制の整備を図る必要がある．

解説

　保育所の避難訓練の実施については，消防法で義務付けられ，設備運営基準第6条第2項において，少なくとも月1回は行わなくてはならないと規定されている．

　避難訓練は，災害発生時に子どもの安全を確保するために，職員同士の役割分担や子どもの年齢及び集団規模に応じた避難誘導等について，全職員が実践的な対応能力を養うとともに，子ども自身が発達過程に応じて，災害発生時に取るべき行動や態度を身につけていくことを目指して行われることが重要である．

　災害発生初期の安全確保については，職員自身が自由に動けない場合の想定も含め，さまざまな状況への対応について，訓練を通じて身につけていくことが求められる．

　災害発生の二次対応では，状況に応じてどの避難場所に，どのような経路，タイミング，方法で避難を行うかを速やかに判断できるよう訓練を行うことが重要である．

　こうした避難訓練については，保護者への周知や協力を図り，災害発生時の行動を日頃から共有しておく．また，災害は予想を上回る規模で起こることもあり得るため，「想定」にとらわれず，その時の実際の状況を見ながら判断し，より適切な行動をとる必要についても，全職員が理解していることも重要である．

解説

　災害が発生した際，保育所で過ごしていた子どもを安全に保護者に引き渡すためには，保育所の努力だけではなく，保護者の協力が不可欠である．入所時の説明や毎年度当初の確認，保護者会での周知等，さまざまな場面を通じて，災害発生時の対応について，保護者の理解を得ておくことが必要である．

　災害時は電話等がつながらないことを予想し，あらかじめ複数の連絡手段を決め，保護者に知らせておく．また，保護者自身の安否を円滑に保育所に伝えてもらえる仕組みをあらかじめ整え，それを周知することも大切である．こうした連絡手段について，避難訓練で使用したり日常の連絡に用いたりするなど，平時より利用の仕方に慣れておくための工夫をすることが望ましい．

　避難場所を保護者と共有しておくことはもちろん，保護者が迎えに来ることが困難な場合の保護者以外への引渡しのルールについても，氏名や連絡先，本人確認のための方法などをあらかじめ決めておくことが求められる．

（３）地域の関係機関等との連携
　ア　市町村の支援の下に，地域の関係機関との日常的な連携を図り，必要な協力が得られるよう努めること．
　イ　避難訓練については，地域の関係機関や保護者との連携の下に行うなど工夫すること．

解説

　災害発生時に連携や協力が必要となる関係機関等としては，消防機関，警察署，医療機関，自治会等がある．また，地域によっては，近隣の商店街や企業，集合住宅管理者等との連携も考えられる．こうした機関及び関係者との連携については，市町村の支援の下，連絡体制の整備をはじめ地域の防災計画に関連した協力体制を構築することが重要である．各関係機関等とは，定期的に行う避難訓練への協力なども含め，地域の実態に応じて必要な連携や協力が得られるようにしておくことが必要である．

　また，限られた数の職員で子どもたち全員の安全を確保しなければならない保育所にとって，近隣の企業や住民の協力は大きな力となる．さらに，大規模な災害が発生した際には，保育所が被災したり，地域の避難所となったりする可能性もあり，そのような場合には，市町村や地域の関係機関等による支援を得ながら，施設，職員，子ども，保護者，地域の状況等に関する情報の収集及び伝達や，保育の早期再開に向けた対応などに当たることになることが考えられる．いざという時に円滑に支援や協力を仰げるよう，日頃から地域の中でさまざまな機関や人々と関係を築いておくことも重要である．

解説

　避難訓練については，その実施内容等を保護者に周知し災害発生時の対応について認識を共有したり，災害発生時の連絡方法を実際に試みたり，子どもの引渡しに関する訓練を行うなど，保護者との連携を図っていく．また，地域の関連機関の協力を得ながら，地域の実情に応じた訓練を行うことが望ましい．

　具体的な状況を想定しての訓練を実施する際には，土曜日や延長保育など通常とは異なる状況の保育や，悪天候時や保育所外での保育等，多様な場面を想定するなどの工夫も効果的である．また，食

物アレルギーを持つ子どもや障害を持つ子どもなど，とくに配慮を要する子どもへの対応についても検討し，施設内だけでなく，避難所にいるような状況等においても，全職員が対応できるようにすることが求められる．

コラム：保育にかかわる専門職の役割

【嘱託医】
◆保育所の子どもの発育・発達状態の評価，定期および臨時の健康診断とその結果に関するカンファレンス
◆子どもの疾病および傷害と事故の発生時の医学的処置および医学的指導や指示
◆感染症発生時における指導指示，学校伝染病発生時の指導指示，出席停止に関する指導
◆予防接種に関する保護者および保育士等に対する指導
◆衛生器材・医薬品に関する指導およびその使用に関する指導　等

【看護師等】
◆子どもや職員の健康管理および保健計画等の策定と保育における保健学的評価
◆子どもの健康状態の観察の実践および保護者からの子どもの健康状態に関する情報の処理
◆子どもの健康状態の評価判定と異常発生時における保健学的・医学的対応および子どもに対する健康教育
◆疾病異常・傷害発生時の救急的処置と保育士等に対する指導
◆子どもの発育・発達状態の把握とその評価および家庭への連絡
◆乳児保育の実践と保育士に対する保健学的助言　等

【栄養士】
◆食育の計画・実践・評価
◆授乳，離乳食を含めた食事・間食の提供と栄養管理
◆子どもの栄養状態，食生活の状況の観察および保護者からの栄養・食生活に関する相談・助言
◆地域の子育て家庭からの栄養・食生活に関する相談・助言
◆病児・病後児保育，障害のある子ども，食物アレルギーの子どもの保育における食事の提供および食生活に関する指導・相談
◆食事の提供および食育の実践における職員への栄養学的助言　等

【調理員】
◆食事の調理と提供
◆食育の実践　等

参考文献

- 青木継稔ほか編：外来患者の素朴な疑問に応える，小児科 Vol.40，No.7 臨時増刊号，金原出版，1996
- 遠藤郁夫：私の園医ノート，中山書店，2011
- 厚生労働省：授乳・離乳の支援ガイド（2019 年改定版），2019
- 厚生労働省：人口動態統計
- 厚生労働省：平成 22 年乳幼児身体発育調査，2011
- 厚生労働省：令和元年人口動態統計月報年計（概数）の概況
- 厚生労働省：平成 30 年度福祉行政報告例の概況，2020
- 厚生労働省：保育所におけるアレルギー対応ガイドライン（2019 年改訂版），2019
- 厚生労働省：保育所における感染症対策ガイドライン（2018 年改訂版），2018
- 厚生労働省：保育所における食事の提供ガイドラン，2012
- 厚生労働省：保育所保育指針，2017
- 杉山登志郎：発達障害の子どもたち，講談社，2007
- 「健やか親子 21」の最終評価等に関する検討会：「健やか親子 21」最終評価報告書，2013
- 「健やか親子 21」の最終評価等に関する検討会：「健やか親子 21（第 2 次）」について検討会報告書，2014
- 「健やか親子 21（第 2 次）」の中間評価等に関する検討会：「健やか親子 21（第 2 次）」の中間評価等に関する検討会報告書，2019
- 全国保険医団体連合会：月刊保団連 9 月号 No.1276，2018，
- 高橋和人，野坂洋一郎編著：口腔解剖学ノート，学建書院，2010
- 田中英一ほか：お母さんの疑問にこたえるすこやかな口　元気な子ども，医歯薬出版，2007
- 東京都青少年・治安対策本部：見直してみよう　子どもの生活リズム，2007
- 時実利彦：脳と保育，雷鳥社，1996
- 長崎大学病院遺伝カウンセリング室ホームページ（http://www.mh.nagasaki-u.ac.jp/）
- 中村敬：乳幼児健康診査の現状と今後の課題，母子保健情報第 58 号，恩賜財団母子愛育会，2008
- 西村昂三編著：新訂版わかりやすい小児保健，同文書院，2011
- 日本小児歯科学会編：乳幼児の口と歯の健診ガイド，医歯薬出版，2005
- 日本保育園保健協議会：子どもの病気とホームケア，2011
- 文部科学省：養護教諭のための児童虐待対応の手引，2007
- 保育と虐待対応事例研究会編：続子ども虐待と保育園，ひとなる書房，2009
- 向井美惠編：食べる機能をうながす食事－摂食障害児のための献立，調理，介助－　医歯薬出版，1995
- 桃井真里子：小児虐待　医学的対応マニュアル，真興交易医書出版部，2006
- https://babiesfirstlactation.wordpress.com/2013/08/09/the-newborns-stomach/

索引

あ行

愛情遮断症候群	94
悪性リンパ腫	95
あざ	91
アトピー性皮膚炎	72
アナフィラキシー	74
アレルギー疾患	72
アレルギー性結膜炎	72
アレルギー性鼻炎	72
胃	39
イオン飲料	77
いちご状血管腫	91
1語文	57
1か月児健診	17
1歳6か月児健診	16
溢乳	39
遺伝性疾患	82
インフルエンザ	68
ウイルス性胃腸炎	69
運動機能	34
──発達	36
運動機能通過率	34
運動性チック	94
エイズ	96
エピペン	75
遠城寺式乳幼児分析的発達検査	58
嘔吐	49
おたふくかぜ	68
オレンジリボン運動	105
音声チック	94

か行

外耳炎	89
海綿状血管腫	92
過換気症候群	94
核家族	10
学童期	2, 28
化骨	29
下垂体性小人症	93
かぜ	85
過敏性腸症候群	94
川崎病	84
がん	95
感覚器	43

感受性（感染症）	66
関節の病気	90
感染経路	66
感染源	66
感染症	64, 66
──分類	67
──予防	70
気管支喘息	72
喫煙	11, 13
虐待	21, 51, 98
──現状	98
──分類	99
──要因	102
嗅覚	43
急性咽頭炎	85
急性気管支炎	86
急性腎炎	92
吸啜反射	32
胸囲	28
──計測	53
胸式呼吸	38
起立性調節障害	94
緊張性頸反射	33
筋肉の病気	90
空気感染	66, 70
口	39, 86
口呼吸	38
屈曲姿勢	33
クラインフェルター症候群	83
クリッペル・ウェーバー症候群	92
クレチン病	93
経口感染	67
けいれん	50, 88
血液の病気	93
血管腫	91
結膜炎	89
血友病	82, 93
下痢	49
健康	5, 46
──定義	5
健康記録	59
健康指標	5
健康診断	59, 60
健康台帳	59
言語機能通過率	57

原始反射	32
口蓋裂	86
口腔崩壊	81
合計特殊出生率	6，7
口唇裂	86
抗体	42
後天性心疾患	84
後天性免疫不全症候群	96
口内炎	87
肛門周囲膿瘍	87
呼吸機能	38
呼吸数	38
——正常時	49
——はかり方	47
黒色腫	92
誤食事故	35，73
子育て支援	16
骨端軟骨	29
言葉の発達	56
子ども食堂	10
個別健診	19
婚姻率	7

さ行

臍ヘルニア	87
３歳児健診	16
仕上げみがき	77
死因	6，7
シェイクンベビー・シンドローム	96
視覚	43
色素沈着	92
糸球体腎炎	92
思春期	3，28
思春期やせ症	55
姿勢	33
舌	86
児童虐待	21，98
児童虐待の防止等に関する法律	118
児童憲章	2，112
児童の権利に関する条約	113
自動歩行	33
死亡	6
死亡率	7
しもやけ	92
弱視	89
斜視	89
シャフリングベイビー	34
重症急性呼吸器症候群	86
集団健診	19

手根骨	30
手掌把握反射	32
出生	5
出生率	7
出席停止日数	67
受動免疫	42
循環機能	38
障害児保育	12
消化器	39，86
消化器官	40
消化酵素	40
小学校との連携	63
少子化	9
小泉門	29
小腸	40
情緒の分化	58
除去食	75
食物アレルギー	72，73
——原因	74
——症状	74
——有病率	73
視力	43
神経芽腫	95
進行性筋ジストロフィー	83
人口ピラミッド	9
心室中隔欠損症	84
心身症	93
新生児期	2，27
腎臓の病気	92
身体計測	52
身体的虐待	21，99，100
身長	27
——計測	52
身長と体重の発育曲線作成基準図	55
じんましん	91
心理的虐待	21，99
水痘	68
水分代謝	41
水分必要量	42
髄膜炎	88
睡眠	43
スキャモンの発育曲線	26
健やか親子21	13
健やか親子21（第２次）	13
スタージ・ウェーバー症候群	92
スポーツ飲料	77
成育基本法	16
正常体温	48
成人循環	39

精神遅滞	88
成長	24
成長ホルモン分泌不全	93
性的虐待	21, 99
生理的体重減少	27
正期産	24
せき	48
接触感染	66
摂食機能	39
接触性皮膚炎	91
染色体異常症	83
喘息様気管支炎	86
先天性甲状腺機能低下症	93
先天性股関節脱臼	90
先天性心疾患	84
先天性代謝異常症	82
先天性風しん症候群	69
先天性無力症	90
前頭葉	109
潜伏期	70
そけいヘルニア	87
粗大運動	26, 34

た行

ターナー症候群	83
第1次ベビーブーム	5
第一発育急進期	28
体温	39
──はかり方	47
体格指数	55
胎児期	24
胎児循環	39
体重	27
──計測	52
大泉門	29
大腸	40
体内水分量	41
第二次性徴	24, 27
第2次ベビーブーム	5
第二発育急進期	28
胎便	41
ダウン症候群	83
脱水症	42
脱腸	87
単一遺伝子病	82
探索反射	32
チック	51, 94
知的障害	88
中耳炎	90

肘内障	90
聴覚	43
腸重積症	87
つかまり立ち	34
津守・稲毛式乳幼児精神発達診断	59
手足口病	69
低出生体重児	11, 28
停留睾丸	92
手づかみ食べ	80
出べそ	87
てんかん	88
デング熱	69
伝染性単核球症	93
伝染性膿痂しん	69, 91
デンタルフロス	77
トイレットトレーニング	41
頭囲	28
──計測	53
登園のめやす	67
特殊治療用ミルク	82
突発性発しん	68
とびひ	69, 91
共働き	10
トゥレット症候群	94
トラウマ障害	94

な行

内分泌の病気	92
泣き入りひきつけ	50
喃語	56
難聴	90
日本版デンバー発達判定法	59
入園前健康診断	60
乳歯	30
乳児・幼児身体発育曲線	53, 54
乳児期	2, 28
乳児死亡率	6
乳歯列	30
乳幼児健康診査	18
乳幼児突然死症候群	86
ニューロン	37
尿路感染症	92
寝返り	34
ネグレクト	21, 99
熱性けいれん	88
熱中症	95
ネフローゼ症候群	92
脳	37
──構造	37

索 引 143

——重量	38
——発達	107
——役割	109
脳炎	88
脳症	88
脳性まひ	88
能動免疫	42
ノンレム睡眠	43, 110

は行

歯	30, 78
——脱臼	79
——破折	79
肺炎	86
排泄機能	41
排尿	41
はいはい	34
排便	41
はしか	68
発育	24
発育の原則	25
白血球	95
発達	24
発達検査	56
発達障害	20
発熱	48
鼻呼吸	38
鼻の異常	51
鼻の病気	89
歯ブラシ	77
肥厚性幽門狭窄症	87
微細運動	26, 35
鼻出血	89
人見知り	58
ひとり歩き	34
ひとり親	10
ひとり座り	34
皮膚の病気	91
飛沫感染	66
肥満	96
貧血	93
貧困	10
風しん	68
フェニルケトン尿症	82
腹式呼吸	38
腹痛	49
副鼻腔炎	89
不潔性歯肉炎	78
不顕性感染	70, 71

不慮の事故	6, 8
フロッピーインファント	90
便	41
便秘	51
保育所保育指針解説書	120
包茎	92
ポートワイン母斑	91
母子健康手帳	16, 17
母子保健	13
母子保健法施行規則	19
母子免疫	42
捕捉反射	32
発しん	50
哺乳反射	32
哺乳びんむし歯	77
骨	29

ま行

麻しん	68
マタニティーブルー	17
マルファン症候群	82
味覚	43
水ぼうそう	68
三日ばしか	68
耳垢	90
耳の異常	51
耳の病気	89
脈拍数	38
——はかり方	47
むし歯	76
——原因	76
——予防	77
ムンプス	68
メタボリックシンドローム	96
目の異常	51
目の病気	89
免疫機能	42
免疫グロブリン	42
メンデル遺伝病	82
モロー反射	32

や行

揺さぶられっ子症候群	96
幼児期	2, 28
予防接種	59, 71

ら行

離婚率	7
離乳	79

|──進め方 ………………………………… 79
| 流行性耳下腺炎 ………………………… 68
| 臨界期 …………………………………… 26
| レム睡眠 ………………………… 43, 110

欧文

| AIDS …………………………………… 96
| BMI ……………………………………… 56
| SARS …………………………………… 86
| SIDS …………………………… 44, 86
| WHO 憲章 ……………………………5, 46

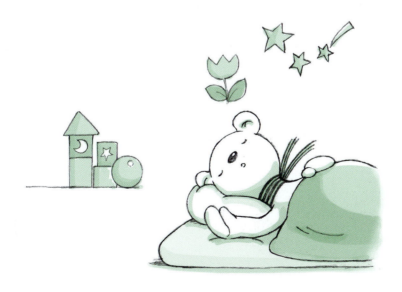

〈編　集〉遠藤郁夫
　　　　　一般社団法人 日本保育園保健協議会，浜町小児科医院
　　　　　三宅捷太
　　　　　社会福祉法人 キャマラード 重症心身障害児者在宅支援多機能施設 みどりの家診療所

〈執　筆〉有馬祐子
（50音順）東京都開業助産師，千葉明徳短期大学・東京未来大学非常勤講師
　　　　　遠藤郁夫
　　　　　前掲
　　　　　太田由紀枝
　　　　　Safety Kids いずみ／NPO法人 Safe Kids Japan
　　　　　松澤直子
　　　　　神奈川歯科大学 全身管理医歯学講座　障害者歯科
　　　　　三宅捷太
　　　　　前掲

子どもの保健

2019年9月1日　第1版第1刷発行	編　者　　遠　藤　郁　夫
2021年5月1日　第1版第2刷発行	三　宅　捷　太

発 行 者　　百　瀬　卓　雄

発 行 所　　株式会社 学建書院

〒112-0004　東京都文京区後楽1-1-15梅澤ビル3F
TEL　（03）3816-3888
FAX　（03）3814-6679
http://www.gakkenshoin.co.jp

表紙／イラストレーション　　久 保 田 修 康
印 刷 所　　あづま堂印刷㈱
製 本 所　　㈲皆川製本所

Ⓒ Ikuo Endo et al., 2019. Printed in Japan ［検印廃止］

JCOPY ＜（一社）出版者著作権管理機構 委託出版物＞
本書の無断複写は著作権法上での例外を除き禁じられています．複写される場合は，その
つど事前に，（一社）出版者著作権管理機構（電話 03-5244-5088, FAX 03-5244-5089）
の許諾を得てください．

ISBN978-4-7624-0889-2

子どもの健康と安全

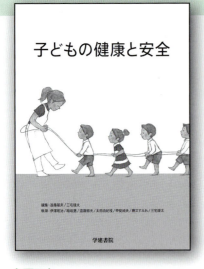

編著	日本保育園保健協議会，浜町小児科医院	遠藤郁夫
	社会福祉法人キャマラード 重症心身障害児者在宅支援多機能施設みどりの家	三宅捷太
著	社会福祉法人 湘南杉の子福祉会 五反田保育園	伊澤昭治
	日本セーフティプロモーション学会	稲坂 恵
	Safety Kids いずみ / NPO法人 Safe Kids Japan	太田由紀枝
	社会福祉法人 十愛療育会 横浜療育医療センター	甲斐純夫
	一般社団法人 全国保育園保健師看護師連絡会	勝又すみれ

B5変型判 / 2色刷 / 151頁 / 定価（本体1,800円＋税）
ISBN978-4-7624-0890-8

キーワード
◆ 衛生管理：施設の清掃，おもちゃの消毒，手洗い，食中毒予防
◆ 事故防止：保育所での事故の統計・事例，誤嚥，窒息，アレルギー
◆ 災害対策：避難訓練，情報収集，地域との連携
◆ 体調不良：発熱，せき，嘔吐，下痢への対応，緊急時の対応，救急蘇生法
◆ 感染症対策：ガイドライン，予防接種，集団感染，発生時と罹患後の対応
◆ 障害児への対応：てんかん，発達障害児，医療的ケア児への対応と心構え

主要目次
第1章 子どもの健康と安全を守るために
　1 保育所保育指針のめざすもの
　2 保育士養成課程について
第2章 保健的観点をふまえた保育環境および援助
　1 子どもの健康と保育の環境
　2 個別対応と集団全体の健康および安全の管理
第3章 保育における健康および安全の管理
　1 衛生管理
　2 事故防止および安全対策
　3 危機管理
　4 災害への備え
第4章 子どもの体調不良などに対する適切な対応
　1 体調不良が発生した場合の対応
　2 緊急を要する状況への対処方法
　3 救命手当および救急蘇生法
第5章 感染症対策
　1 感染症の集団発生の予防
　2 感染症発生時と罹患後の対応
　3 疾病の支援体制
第6章 保育における保健的対応
　1 3歳未満児への対応
　2 個別的な配慮を要する子どもへの対応
　3 障害のある子どもへの対応
第7章 健康および安全の管理の実施体制
　1 職員間の連携・協働と組織的取組
　2 保健活動の計画および評価
　3 地域との連携
資料編
　おもな感染症一覧
　教育・保育施設等における事故予防及び事故発生時の対応のためのガイドライン
　児童福祉施設の設備及び運営に関する基準
　日本工業規格JIS Z8050：2016

日本図書館協会選定図書

なぜ起こる乳幼児の致命的な事故

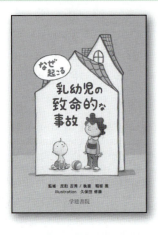

監修	大妻女子大学大学院 日本セーフティプロモーション学会	反町吉秀
執筆	理学療法士 日本セーフティプロモーション学会	稲坂 恵
イラスト	久保田修康	

A5判 / 2色刷 / 97頁 / 定価（本体1,200円＋税）
ISBN978-4-7624-0881-6

子どもの事故は予防できます！

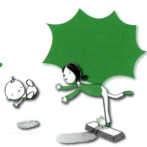

◆ 生活の場で起こりうる子どもの事故について，過去のデータや事例をみながら具体的な予防方法を学ぶためのテキスト．
◆ 理学療法士の立場から，なぜ事故が起こるのか，どうすれば予防できるのかを，たくさんのイラストを使ってやさしく解説．

主要目次
Ⅰ 東日本大震災　事故予防に活かしましょう
Ⅱ 暮らしの危険　安全面から考えてみましょう
Ⅲ 不慮の事故　まず知りましょう
Ⅳ 子どもの発達　事故との関係を学びましょう
Ⅴ 子どもの事故実態　現実に向き合いましょう
Ⅵ 致命的な事故　過去事例に学びましょう
Ⅶ 最近の子ども事情　大人の責務を考えましょう